民族医药抢救性发掘整理

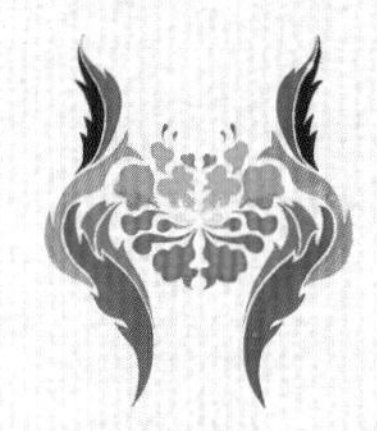

鄂温克族医药

伊乐泰　包羽　主编

中医古籍出版社

图书在版编目（ＣＩＰ）数据

鄂温克族医药/伊乐泰，包羽主编. －北京：中医古籍出版社， 2014.6
（民族医药抢救性发掘整理）
ISBN 978-7-5152-0549-6

Ⅰ. ①鄂… Ⅱ. ①伊… ②包… Ⅲ. ①鄂温克族－民族医学 Ⅳ. ①R292.3

中国版本图书馆CIP数据核字(2014)第010224号

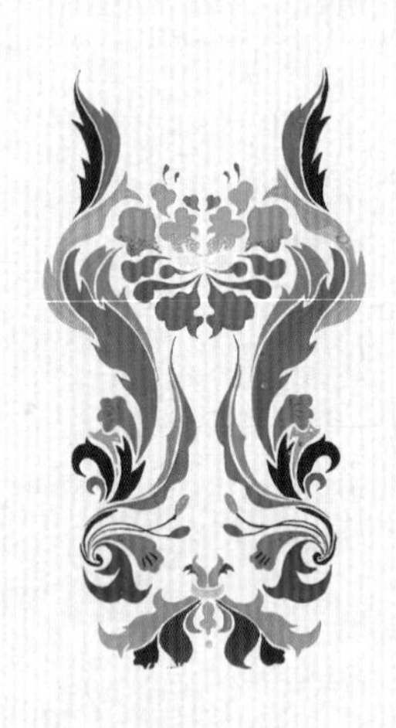

民族医药抢救性发掘整理
鄂温克族医药

伊乐泰　包羽　主编

责任编辑　孙志波
装帧设计　韩博玥　张雅娣
出版发行　中医古籍出版社
社　　址　北京东直门内南小街16号（100700）
印　　刷　廊坊市三友印务装订有限公司
开　　本　710×1000　1/16
印　　张　12
字　　数　156千字　彩插10幅
版　　次　2014年6月第1版　2014年6月第1次印刷
印　　数　0001～2000册
书　　号　ISBN 978-7-5152-0549-6
定　　价　36.00元

《鄂温克族医药》编委会

主　编　　伊乐泰　包　羽

副主编　（按姓氏笔画排序）

安　娜　范洪章　哈森其其格　娜仁其其格

侯凤飞

编　委　（按姓氏笔画排序）

乌云花尔　付　珊　包　羽　伊乐泰

安　娜　刘荣臻　何秀芝　孟和吉日嘎拉

杜希礼　范洪章　柳　华　侯凤飞　莫用元

哈森其其格　娜仁其其格　陶格斯

序

满族、鄂温克族、布朗族、怒族、傈僳族、佤族、德昂族、阿昌族、哈尼族、仫佬族等10个少数民族传统医药的发掘整理是国家“十一五”科技支撑计划资助项目“民族医药发展关键技术示范研究”课题，也是一项民族医药抢救性发掘整理任务。这项工作，在中国中医药科技开发交流中心的组织指导下和有关民族地区一批专家的努力发掘下，从2008年启动到2011年结题，历时3年终于完成，取得了丰硕的成果。不仅推动了当地的民族医药工作，而且编著出版了这套《民族医药抢救发掘整理丛书》，使无形的文化遗产变成了有形的文本记录。这是我国民族医药事业发展建设的一项重要成果，为我国传统医药非物质文化遗产保存、保护了一份可贵资料。

民族文化是民族医药之母。上述10个民族中有8个民族信仰萨满教或原始宗教即自然崇拜、多神崇拜和祖先崇拜，有两个民族信仰南传佛教。他们的宗教信仰影响了他们的世界观、生命观和疾病观，以致传统医药中保留了不少“医巫不分”“医巫一体”“鬼神作祟”“神药两解”的成分或痕迹。这一点，最容易引起现代科学者的反感；有人甚至攻其一点，不及其余，对民族医药采取完全否定的态度。但这正是民族文化难以回避的问题。因为，一方面，任何传统医药都有医巫不分的童年；另一方面，“神药两解”在不断的医疗实践中有了变化，也有了新意，已不是一般的望文生义所能理解和愿意理解的。《黄帝内经》云：“拘于鬼神者，不可与言至德。”（见“五脏别论篇”）春秋时代的名医扁鹊说：“故病有六不治。骄恣不论于理，一不治也；轻身重财，二不治也；衣食不能适，三不治也；阴阳并，脏气不定，四不治也；形羸不能服药，五不治也；信巫不信医，六不治也。”这第六个不治，与《黄帝内经》“不可与言至德”内外呼应，成为中医脱离“医巫不分”的有力证明。但许多民族医药还没有达到这个程度。纵然如此，民族医药仍不失为伟大医药宝库的重要组成部分。西方无数的政治家、科学家都是有神论者，他们相信上帝、相信真主，经常遇事祷告，按着圣经宣誓，人们习以为常，不以为奇，而唯独中国的一部分科学工作者和管理工作者，高举科学主义的大旗，对民族医药责难有加，苛求无尽，不欲其生。在长期处于发展中的中国，在认知文化多样性的今天，这种狭隘的"科学观"实在令人费解。

从总体上看，《民族医药抢救发掘整理丛书》对每个民族医药的记述包括四个部分：一是本民族的基本情况、文化背景、民间习俗；二是养生观念、起居饮食、病因病原、诊断治疗等传统医药知识；三是草药资源和草药应用；四是医药历史和医林人物。其发掘整理的深度并不一致。有的如满医药、佤医药、哈尼医药过去已有人收集整理，出版过书籍。不过这一次做得更加全面更加系统。《民族医药抢救发掘整理丛书》对民族医药的诊疗、方药的收集最为着力，但正如《阿昌族医药》的编著者所言："这些治疗方法与用药经验以"碎片"的形式高度分散在各个阿昌医的头脑里，以本民族语言流传于民间。"其他民族医药也是大抵如此。特别是时至今日未发掘整理某些民族医药，其丢失衰败的程度已相当不堪。要完整地收拾这一片"原生态"的领域，事实上已经不可能了。身怀绝技的民族民间医生，已如凤毛麟角。所以这一批抢救得来的10种民族医药资料，就显得尤其珍贵。

从20世纪80年代以来，中国进入解放思想、改革开放的新时期。1984年，卫生部和国家民委在呼和浩特市召开了第一届全国民族医药工作会议，提出了继承发展民族医药的全面规划和整理发掘民族医药的具体任务。近30年来，发掘整理基本上接近完成，还有20个少数民族的传统医药尚待发掘，他们主要是人口较少民族。数量虽少，但任务艰巨。因为他们都在边远贫困地区，居住分散，交通不便。但作为兄弟民族的传统文化，乃千百年来群众的创造与积累，源自乡村野老，长于草根之间，我们必须同等对待，同样珍惜。陶弘景曰："或田舍试验之法，或殊域异识之士，如藕皮散血起自庖人，牵牛逐水近出野老；饼店蒜齑，乃是下蛇之药；路边地松，而为金疮所秘。此盖天地间物类，莫不为天地间用。"也正如赵学敏《串雅·自序》所言："谁谓小道不有可观者欤！"因此，面对人口较少民族的民族医药，无论其发掘整理存在多大困难，我希望通过总体安排，精心组织，再来一次抢救性发掘整理，把课补完，以全面完成这项历史任务。

是为序。

国家中医药管理局原副局长

中国民族医药学会名誉会长

诸国本

2012年9月9日

前　言

本书为“十一五”国家科技支撑计划中医药项目课题“10个尚未发掘整理的民族医药抢救性研究”子课题“鄂温克族医药的抢救性发掘整理研究”的最终成果。“鄂温克族医药的抢救性发掘整理研究”课题旨在通过对鄂温克族聚集区采用实地走访、田野调查、人物追踪、文献挖掘等研究方法，对鄂温克族医药（包括鄂温克族医药发展历史沿革、常用的医技医法、对于疾病的防治与养生保健的认识、常用的药物和单方、验方、秘方以及文献资料等）进行发掘整理研究，对采集到的信息进行数据综合分析，编撰鄂温克族医药专论，对收集到的文献资料进行甄别、校勘、整理，以最终实现“通过三年对尚未开展发掘整理的医药进行抢救性发掘整理，编撰鄂温克族医药专论，对鄂温克族医药进行原滋原味的保留、保护，为民族医药抢救性发掘整理提供示范研究，为今后开展鄂温克族医药的深入研究提供科技支撑”的目标。

成果采用文献收集、专题座谈、人物访谈、实地调查、问卷调查、表格调查等定性研究方法，在获得有关鄂温克民族医药的第一手资料的同时，依据以往相关研究所涉及的零散资料，对鄂温克医药进行了系统的梳理。该成果包括如下内容。

1. “绪论”部分。结合前人研究成果对鄂温克民族医药进行了总体概述，指出了鄂温克民族医药研究的意义。认为：鄂温克族在其历史发展过程中创造了丰富多彩的医药学知识和医药文化，由于各种原因，鄂温克族传统医药正在逐渐淡出人们的生活。目前，有关鄂温克族传统医药的研究还十分薄弱。发掘和整理鄂温克族传统医药文化，对于鄂温克民族发展、鄂温克族文化研究、乃至现代医药事业的发展等都具有重要意义。

2. “第一章　鄂温克族概况”。在叙述鄂温克族历史沿革的同时，对与鄂温克民族医药相关的宗教和习俗等给予了介绍。

3. “第二章　鄂温克族历史上的民族医药”。依据现有零星史料，从鄂温克族在历史上享有的医疗服务和鄂温克族历史上所具备的医药知识两个方面，对鄂温克历史上的医药进行了初步的系统梳理。内容包括：（1）鄂温克人对兔脑、人参、鹿茸、鹿胎、虎骨、麝香等药材的药用价值和天花等疾病具有了一定的认识。而其生育习俗中也包含着一些具有合理性的内容。（2）除占有主导地位的萨满跳神治病和以萨满教为背景的民间医药服务外，鄂温克人在历史上还曾享有来自于藏传佛教的蒙医药服务、军旅中的中医药服务和中原地区的中医药服务等。鄂温克族在所享有医疗服务方面所表现出的这一多样化特征与不同文化传统对于鄂温克文化的影响，以及鄂温克人久在军旅的历史背景等具有密不可分的联系。

4.“第三章　鄂温克民族医药知识”。该部分是本成果的核心部分，依据课题组有关鄂温克民族医药常用医技医法、药物和单方、验方的调查、发掘所得资料整理而成。内容包括60种鄂温克民族药用、疗术用药物（其中，植物28种、兽类13种、禽类5种、昆虫类3种、矿物质5种、其他种类6种）的各种功能与主治、用法与用量等，以及有关19种疾病的传统疗术和12个病案。

5.“第四章　鄂温克民族保健文化”。该部分根据前人田野调查等相关研究成果，对鄂温克民族保健文化进行了介绍。内容包括：鄂温克民族传统舞蹈、传统民间体育项目、鄂温克族传统服饰、鄂温克族传统民居、鄂温克族饮食文化。

6.“第五章　鄂温克萨满教的疾病观”。萨满教是鄂温克族传统文化中具有主导地位的宗教信仰，曾为鄂温克人提供世界观依据，同时也曾担负帮助鄂温克人抵抗疾病的任务。该部分内容通过有关前人零散田野调查资料的相关分析，就鄂温克萨满教的疾病观给予了初步探讨。同时，对相关资料有关鄂温克萨满教疾病观的零星记载进行了整理，以附表的形式附于该章末尾。

7.“附录”对人口较少民族民族医药的发掘整理尚处于起步阶段，因此，对其方法与手段的总结具有重要的理论与现实意义。该部分内容依据课题组的具体实践，对民族医药抢救性发掘整理的原则、方法和手段进行了总结。此外，附录部分的内容还包括鄂温克民族医药传承人简介、鄂温克民族

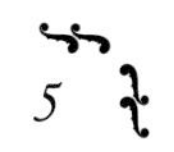

医药座谈会参加者名单和调查用表。

为实现课题任务书所规定的任务目标，课题承担单位内蒙古卫生厅蒙中医药管理局在课题组织管理、人员配合、具体调查和编写书稿方面投入了大量的人力、物力。作为课题研究合作单位，内蒙古自治区鄂温克研究会和内蒙古鄂温克族自治旗鄂温克研究会为课题的完成做了大量的工作。除组织人员进行调查和编写书稿外，内蒙古鄂温克族自治旗鄂温克研究会还牵头举办了鄂温克民族医药座谈会，而内蒙古自治区鄂温克研究会资料室的丰富藏书，则成为了课题完成的重要保障。此外，其他课题研究单位也为课题的完成提供了大量的帮助。参加课题研究和书稿编写的人员包括：伊乐泰（内蒙古自治区卫生厅蒙中医药管理局副处长、副研究员）、娜仁其其格（鄂温克族，鄂温克旗人民医院副主任医师）、包羽（内蒙古农业大学副教授）、孟和吉日嘎啦（鄂温克族，鄂温克旗人民医院副主任医师）、陶格斯（内蒙古师范大学讲师）、刘荣臻（内蒙古医学院副教授）、哈森其其格（鄂温克族，鄂温克族自治旗人大常委会主任、内蒙古鄂温克研究会副会长、鄂温克旗鄂温克研究会长）、安娜（鄂温克族，内蒙古鄂温克研究会副会长兼秘书长、《鄂温克研究》杂志社主编）、范洪章（鄂温克族自治旗卫生局局长）、柳华（鄂温克族，内蒙古鄂温克研究会副秘书长）、杜希礼（鄂温克族，内蒙古鄂温克研究会副秘书长兼办公室主任）、何秀芝（鄂温克族，鄂伦春族自治旗文化局原局长）、乌云花尔（鄂温克族，鄂温克旗人民医院护师）。

承蒙鄂温克族自治旗蒙医医院乌日根先生对课题组采集鄂温克民族药物标本给予的极大帮助。乌日根先生对于鄂温克草原药材资源分布情况的全面认识和深刻了解，令人钦佩。本书所收鄂温克民族药物照片大都得益于他的帮助。鄂温克族自治旗民族宗教事务局米·达西尼玛先生惠赠了部分参考资料，鄂温克族自治旗伊敏河交警队唐·哈斯先生对课题组的调研提供了帮助。在此谨对为本书顺利完成提供各项帮助的女士、先生表示衷心的感谢。

课题是在走访鄂温克族同胞的基础上得以完成的。课题得到了访问对象的大力协助，在此对他们表示由衷的谢意。接受课题组访问的人员有：（以下排名不分先后）：贺喜格扎布（呼伦贝尔市政协正厅级巡视员）、阿拉腾德力格尔（鄂温克族自治旗巴彦托海镇牧民，原为萨满）、敖登格日乐（鄂温克族自治旗卫生局原局长）、乌龙花（鄂温克族自治旗伊敏苏木红花尔基嘎查牧民，“道穆其”）、乌云花（鄂温克族自治旗人民医院退休护师，“道穆其”“巴日雅其”）、哈斯托雅（鄂温克族自治旗辉苏木退休医生）、萨仁其其格（伊敏苏木吉登嘎查猎民，“道穆其”）、乌云其其格（鄂温克族自治旗伊敏中学退休教师）、格根哈斯（鄂温克族自治旗伊敏苏木苇子坑嘎查牧民，“道穆其”）、唐花（鄂温克族自治旗巴彦托海镇牧民）、乌云德勒格尔（鄂温克族自治旗鄂温克中学退休校医，“道穆其”）、娜仁花（鄂温克族自治旗伊敏苏木红花尔基嘎查牧民，“道穆其”）、巴达玛其其格（鄂温克旗妇幼保健站退休医生）、乌云其其格（鄂温克族自治旗辉苏木北辉卫生院）、吴荣珍（鄂温克族自治旗辉苏木政府退休职工）、白桂琴（鄂温克族自治旗鄂温克研究会会员）、杜和平（鄂温克族自治旗鄂温克研究会会员）、哈森其木格（鄂温克族自治旗伊敏苏木苇子坑嘎查）、苏日娜（鄂温克族自治旗医保局）、娜日苏（鄂温克族自治旗伊敏苏木苇子坑嘎查）、吉玛（鄂温克族自治旗巴彦查岗苏木）、满都花（鄂温克族自治旗伊敏苏木苇子坑嘎查）、额日登挂（鄂温克族自治旗人民医院退休职工）、格日乐吉玛（鄂温克族自治旗巴彦查岗苏木）、敖登其其格（鄂温克族自治旗辉苏木乌兰宝力格嘎查牧民）、巴图孟和（鄂温克族自治旗辉苏木民政科退休职工）。

最后，谨以此书献给智慧、勤劳、勇敢的鄂温克族人民，正是他们创造了丰富多彩的鄂温克民族医药保健文化。

由于时间紧、任务重，加之作者水平有限，本书难免存在错误与疏漏之处，望读者不吝赐教，多提出宝贵意见，以备日后的修订。

绪　　论*

鄂温克族是我国人口较少民族之一。据2000年人口统计，我国境内的鄂温克族人口为30505人，主要居住在内蒙古呼伦贝尔市、黑龙江省讷河县和嫩江县、新疆伊犁和塔城等地区，从事畜牧业、林业和农业等。在历史上，鄂温克族主要信奉萨满教，而东正教和佛教也对其产生了不同程度的影响。鄂温克族有自己的语言，属阿尔泰语系通古斯语族鄂温克语支，有布特哈、莫尔格勒、敖鲁古雅方言，无本民族文字，使用汉文和蒙古文，历史上则曾使用过满文。

鄂温克族在其历史发展过程中创造出了丰富多彩的民族医药保健文化。鄂温克民族医药保健文化是指鄂温克族在其历史发展过程中创造、积累的与医药保健相关的精神文化、物质文化和组织制度文化，包括鄂温克族在其历史发展过程中所创造、积累的医药知识，即鄂温克族传统医技和医法、传统疾病防治与养生保健知识、常用药物和传统医学单方、验方、秘方等，还包括与医药保健相关的组织制度、伦理道德、民俗禁忌、心理指向、对疾病的宗教阐释等医药卫生保健制度文化与医药卫生保健观念，以及传统健身保健文化和身体防护、养生保健文化等。

绪论部分将从鄂温克民族医药知识和其他医药保健文化两个方面，对前人研究进行系统梳理，以揭示鄂温克民族医药保健文化所具有的丰富内涵。进而，指出鄂温克民族医药保健文化研究所具有的重要意义。

一、鄂温克民族医药知识方面的现有研究

在其漫长的历史发展过程中，鄂温克族创造、积累了丰富多彩的民族医药知识，对于鄂温克民族医药知识的研究具有着重要意义。然而遗憾的是，这方面的研究在目前还十分薄弱。作者于2008年12月底在“超星社科

* 本节内容曾以《鄂温克民族医药初探》为题发表于《中国民族医药杂志》2009年第4期，在编辑过程中有所修改。

类图书（远程）”“超星数字图书馆（镜像）”、清华同方知网“中国期刊全文数据库”“中国优秀硕士学位论文全文数据库”“中国博士学位论文数据库”“中国优秀博硕士学位论文全文数据库”“中国工具书在线集锦”和“中国重要报纸全文数据库”查询的结果表明，仅有少量的著作在内容方面涉及了鄂温克族民族医药知识，而1994－2008年间以鄂温克族民族医药为主题的论文数量则仅为1篇（即却扎布等的《雅库特鄂温克民族药物初步调查报告》）。在涉及鄂温克民族医药的著作中，除乌尼尔的硕士研究生论文《呼伦贝尔鄂温克民族植物学的研究》和孔繁志编著的《敖鲁古雅的鄂温克人》分别以一节（二级目录）的内容搜集整理了鄂温克民族药用植物和敖鲁古雅鄂温克人有关鹿产品的药用知识外，其他著作中的鄂温克民族医药内容则极为零散，有待进一步整理。除上述数据库收录的相关成果外，何秀芝《鄂温克民间医药偏方》也对鄂温克民族医药进行了搜集整理。现将上述成果综述于下。

何秀芝《鄂温克族民间医病偏方》向人们展现了丰富多彩的鄂温克民间医药知识。该文从用“动物脏器治病类”“食疗”“物理疗法”和“用植物、土、碱等方治病类”四个方面对鄂温克民间传统医病偏方和疗术进行了较为系统的收集和整理。其所收集到的鄂温克民间偏方或疗法达上百个（种）之多。该文所搜集到的药物或食疗用材包括：动物肾脏、野生动物睾丸、动物脑浆、动物胎盘、鹿科动物的肝、鹿科动物的胃百叶、鹿科动物骨髓、鹿心、鹿心血、鹿茸、鹿胎、鹿尾、鹿鞭、鹿角、鹿乳房、犴和牛的乳房、猪心、猪胆、野猪心、野猪胆、虎骨、熊骨、熊胆、熊油、兔肝、狗肝、狗油、犬毛、狗肉、狼油、獾子油、刺猬毛、老鼠、人的胎盘、尿液、唾液、天鹅血、啄木鸟血、金雕粪、野鸡骨、飞龙骨、乌鸡骨、沙半鸡骨、鸡蛋、鸡胆、泥鳅、鱼类、鱼胆、乌龟肉、蛇、奶油、酸奶、马蜂窝、山荆子果、杜柿果、红豆果、柳蒿菜、稠李子果、米茶、榛子仁、朽木中生成的白色软纸状物质、接骨木、艾蒿、蒲公英、烟叶、葱白、葱籽、柞木灰、桦树皮灰、爬地香松、亚洲百里香、韭菜籽、“阿嫩罕伊勒嘎”花籽、杨树叶蕾、黄瓜藤蔓、卷柏、鸡冠花、土茯苓、香草、稷子米糠、火药、朱砂、碱、土等等。而其所搜集到的物理疗法则包括了针、搓、揪、放血和拔火罐等多种疗法，可用于治疗脑震荡、感冒、骨折、尿道炎、毒蛇咬伤等诸种疾病。[1]

却扎布等对敖鲁古雅鄂温克民族药物进行了初步调查。调查指出，敖鲁古雅鄂温克人的药物知识非常丰富，其常用药物有几十种之多。由于受各种条件限制，这项调查所搜集到的药物共有珍珠梅、桦树皮、稠梨树皮、瞿麦、兴安桧、越橘、西伯利亚小蘗、龙胆、白屈菜、五灵脂和驯鹿产品（干角、茸角、鹿鞭和鹿筋）等11种（类）。调查报告对敖鲁古雅鄂温克人关于上述药物的认识——用量、用法和主治进行了较为全面的记录和整理。如，将新越橘地上部分熬成膏后内服5～10g（1日2次）主治脱肛。又如，兴安桧地上部分用水煎服可治疗肝炎，其用量为1日2次，每次20～50g等。[2]

乌尼尔在内蒙古师范大学哈斯巴根教授指导下所进行的呼伦贝尔鄂温克民族植物学研究，共搜集到除草乌头和烟草等致幻剂药物之外的鄂温克民族药用植物共18种，包括冷篙、白山蒿、白桦、尖叶假龙胆、烟管蓟、东北岩高兰、草麻黄、平车前、稠李、鹿蹄草、华北大黄、迎红杜鹃、山刺攻、地榆、多裂叶荆芥、珍珠梅、亚洲百里香、蒙古口蘑。这项研究也表明，呼伦贝尔鄂温克族对这些药用植物的用法和功效主治具有明确的认识。如：冷蒿全草用水煎服主治肺热，将白桦树皮灰用温水送服可治疗痢疾，尖叶假龙胆全草嚼服或煎服可治疗心脏病，烟管蓟花序水煎洗患处或碾碎涂抹患处可治疗黄水疮，迎红杜鹃的叶、茎用水煎服可治疗气管炎和支气管炎等等。[3]

孔繁志著《敖鲁古雅的鄂温克人》用一节的篇幅对敖鲁古雅鄂温克人有关鹿产品药用价值的认识进行了介绍。其内容包括：将鹿胎与黄芪、手掌参、鹿鞭、鹿尾、鹿筋等一起熬制成“皮冻”后晾干备用，用水冲服具有舒筋活血的功效，可治疗月经不调和不孕不育；将鹿尾用白酒直接浸泡制成药

1　何秀芝.鄂温克民间医药偏方[J].鄂温克研究，1997（1，2）：50-56，互见于杜梅，何秀芝.我的先人是萨满[M].北京：民族出版社，2009.

2　却扎布，齐波热，敖嫩．雅库特鄂温克民族药物初步调查报告［J］．中国民族医药杂志，1996（3）：38.

3　乌尼尔．呼伦贝尔鄂温克民族植物学的研究［D］．呼和浩特：内蒙古师范大学，2005：30-36

酒服用，具有舒筋活血和壮阳的功效等。[4]

内蒙古自治区编辑组编《鄂温克社会历史调查》对鄂温克人所具有的民族医药学知识亦有涉及。该调查包括了鄂温克人的药物知识、疾病防治和卫生保健知识。其所记录的药物知识包括敖鲁古雅鄂温克人用“怕利木”草（即白山蒿——作者注）汤可治疗咳嗽，用“伯格敖勒克特”叶子晒干后压成粉末涂抹可治疗轻微伤痕等。[5]所记录的疾病防治和卫生保健知识则包括：鄂温克族自治旗辉河地区的鄂温克人“不许吃牲畜的淋巴腺”的禁忌，[6]以及于夏季距河较远居住，以避免蚊虫叮咬的习俗[7]等。

二、其他鄂温克民族医药保健文化方面的研究

除医药学知识外，鄂温克族还创造了其他极为丰富的医药保健文化。祭神治病和驱鬼治病是鄂温克萨满最为重要的职责之一。萨满教与鄂温克族早期医药发展具有着密不可分的联系，其中包含着丰富的医药保健文化内涵。已有诸多论著对鄂温克萨满教进行了较为深入的发掘整理和较为详尽的记述。如，内蒙古自治区编辑组编《鄂温克社会历史调查》从宗教信仰调查的角度对敖鲁古雅鄂温克人、鄂温克族自治旗辉苏木鄂温克人、阿荣旗查巴奇乡鄂温克人和陈巴尔虎旗莫尔格勒河鄂温克人的萨满教进行了较为全面的调查与记录。吕大吉、何耀华《中国各民族原始宗教资料集成：鄂伦春族卷·鄂温克族卷·赫哲族卷·达斡尔族卷·锡伯族卷·蒙古族卷·藏族卷》对现有鄂温克萨满教资料进行了系统的编辑和整理。杜梅、何秀芝《我的先人是萨满》从作者萨满先人的轶事、萨满教的神装和神具、萨满的传奇故事、萨满教诸神、萨满的神事活动等方面向人们呈现了丰富多彩的萨满教世界。孟和《使鹿部鄂温克人的宗教信仰》从萨满教的主要崇拜和基本信仰、

4 孔繁志．敖鲁古雅的鄂温克人 [M]．天津：天津古籍出版社，1989：106.

5 内蒙古自治区编辑组．鄂温克社会历史调查 [M]．内蒙古人民出版社 1986：239.

6 内蒙古自治区编辑组．鄂温克社会历史调查 [M]．内蒙古人民出版社 1986：488.

7 内蒙古自治区编辑组．鄂温克社会历史调查 [M]．内蒙古人民出版社 1986：473.

萨满的传承与继承、萨满的跳神活动、神服法具以及妞拉萨满的事迹等方面对敖鲁古雅使鹿部鄂温克人的萨满教进行了全面的记录和整理。此类著作有关鄂温克萨满教的记述、整理，亦包括了与疾病相关的内容。如孟和《使鹿部鄂温克人的宗教信仰》对萨满跳神治病的“艾牙布恰”仪式、立幼儿灵魂神和招魂治病的“奥咩拉”仪式及其祈祷词等进行了记录和整理。内蒙古自治区编辑组编《鄂温克社会历史调查》和杜梅、何秀芝《我的先人是萨满》对鄂温克萨满教有关疾病的认识、鄂温克萨满的跳神治病仪式等进行了介绍。吕大吉、何耀华《中国各民族原始宗教资料集成：鄂伦春族卷·鄂温克族卷·赫哲族卷·达斡尔族卷·锡伯族卷·蒙古族卷·藏族卷》则更是搜集和整理了鄂温克萨满教有关疾病的认识、萨满教治病仪式、祈祷词等鄂温克萨满教与疾病相关的几乎所有的资料；同时，该著作于绪论有关鄂温克萨满教发展踪迹的概括中，对鄂温克萨满教的疾病观也进行了一定程度的概括，指出，鄂温克萨满教的神灵各司其职，天花、麻疹由“娘娘”神管理、婴儿的疾病由“乌西”神管理等。[8]上述研究为进一步探讨鄂温克萨满教的疾病观等鄂温克萨满教医药保健文化提供了坚实的基础。

鄂温克民间故事中包含着较为丰富的医药知识内涵（如关于敖那河圣水的传说[9]表明，鄂温克族在很早以前即已对山泉的药用价值有了一定的认识），也包含着其他医药保健文化内涵。以鄂温克神话为例，鄂温克神话故事与鄂温克萨满教具有十分紧密的联系。已有研究表明，鄂温克神话是以萨满教信仰为基础，以萨满教观念为核心；萨满是早期鄂温克神话的传承者，而鄂温克族神话则成为了萨满教观念的载体。[10]可见，可以将鄂温克神话作为研究鄂温克萨满教的重要依据。前已述及，鄂温克萨满教中包含着丰富的鄂温克民族医药保健文化内涵。由此可以推断，鄂温克神话中包含着丰富的民族医药文化内涵。就实际情况而言，也是如此。如，尼桑萨满治病的鄂温

8 吕大吉，何耀华. 中国各民族原始宗教资料集成：鄂伦春族卷·鄂温克族卷·赫哲族卷·达斡尔族卷·锡伯族卷·蒙古族卷·藏族卷[M]. 北京：中国社会科学出版社，1999：91.

9 王士媛，马名超，白杉. 鄂温克族民间故事选[M]. 上海：上海艺文出版社，1982：25.

10 汪立珍. 论萨满教与鄂温克族神话的关系[J]. 中央民族大学学报（哲学社会科学版），2005（1）：137-141

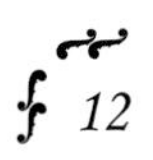

克族神话故事，正从某一侧面反映出了鄂温克人有关疾病的某种认识。在鄂温克民间故事的搜集整理方面，已诸多著作出版。包括杜拉尔·敖登托亚、索罕·格日勒图《鄂温克民间故事》（蒙古文版），吕光天《鄂温克民间故事》、陶克坦其其格、吉特古勒图《鄂温克民间故事》（蒙古文版）和《碧蓝色的宝石》（蒙古文版）、何秀芝讲述、杜梅搜集整理《鄂温克族民间故事》，王士媛、马名超，白杉搜集整理《鄂温克族民间故事选》等等。这些著作的出版为研究鄂温克民间故事中的医药保健文化奠定了良好的基础。

在鄂温克传统禁忌中除直接包含一些常识性医药知识外，也包含着大量与医药保健相关的文化内涵。如敖鲁古雅鄂温克人在发生传染性疾病时，禁止割断鹿、犴的关节，禁止切断鹿、犴的舌、肠、肺、肝、食道、生殖器，禁止让病人看到生肉。[11]这类禁忌的依据虽然不得而知，但也反映出了鄂温克人有关疾病的某种认识。因此可以视为鄂温克民族医药保健文化的组成部分。已有诸多著作对鄂温克民族禁忌进行了搜集整理。如，国家民委全国少数民族古籍整理研究室组织编写《中国少数民族古籍总目提要•鄂温克卷》、奥登托亚等《鄂温克禁忌》（待刊稿）、全国政协文史和学习委员会暨内蒙古自治区黑龙江省文史资料委员会《鄂温克百年实录》、内蒙古自治区编辑组编《鄂温克社会历史调查》等等。其中，以奥登托亚等《鄂温克禁忌》（待刊稿）最为全面。这些著作为从禁忌方面研究鄂温克医药保健文化提供了丰富的原始资料。

鄂温克族在其历史发展过程中创造了丰富多彩的舞蹈和体育项目，如“伊堪”（又称“篝火舞”或“圈舞”）、“阿罕拜”（又称“努该里”或“鲁日该勒”）、抢银碗、抢枢等等。这些舞蹈和体育项目对于强身健体具有重要的功效，属于传统健身保健文化的范畴，可视之为鄂温克民族医药保健文化的重要组成部分。同时，鄂温克族在其历史发展过程中也创造出了丰富多彩的饮食文化、服饰文化和民居文化。这些文化则属于养生保健文化的范畴，也是鄂温克民族医药保健文化的重要组成部分。对于鄂温克族传统舞蹈、传统体育项目、传统民居、传统服饰和传统饮食文化，亦有诸多著作进

11　内蒙古自治区编辑组．鄂温克社会历史调查[M]．呼和浩特：内蒙古人民出版社，1986：239.

行了记录与整理。如，内蒙古自治区编辑组编《鄂温克社会历史调查》、卜伶俐《鄂温克族服饰》等等。这些著作为鄂温克健身保健文化和养生保健文化的探讨提供了重要基础。

从总体而言，上述有关鄂温克民族医药保健文化的论著，基本属于对鄂温克民族医药常用药物和医药单方、复方的初步发掘、整理，以及对鄂温克医药保健文化相关内容的初步发掘整理。这些著作未能对研究鄂温克民族医药保健文化的意义、鄂温克族历史上的医药知识、鄂温克族在历史上所享有的医疗服务、鄂温克萨满教及其与医药的关系等问题进行系统论述，未能对鄂温克医药保健文化进行系统梳理。而且，即使是其有关鄂温克民族医药知识的发掘整理也为进一步的发掘整理留下了极大的空间。如，未对居于人口多数的居住于鄂温克族自治旗的索伦鄂温克民族医药进行系统的发掘整理；又如，未对鄂温克民族医药病案进行翻译、校勘和数字化保存等等。本成果将对前述前人研究所未涉及的问题进行探讨，较为深入地发掘整理鄂温克民族医技、医法、药物、单方、验方等，进而对鄂温克医药保健文化进行系统的梳理，以期为人们展示鄂温克民族医药保健文化的丰富内容。

三、鄂温克民族医药保健文化研究的重要意义

由上可见，鄂温克民族医药保健文化具有着丰富的内涵。对于鄂温克民族医药的发掘和整理具有着重要的理论与现实意义。

1.对于医药资源开发的意义

敖鲁古雅的鄂温克人在历史上从事狩猎业，在对动物药资源的认识方面较之农耕和游牧民族具有先天的优势，并且在这方面已经积累了较为丰富的知识。敖鲁古雅鄂温克人对鹿胎的炮制正充分说明了这点。已有世界著名医学专家指出21世纪将是动物药的世纪，动物药研究具有着广阔的前景。[12]虽然有关敖鲁古雅鄂温克人的动物药知识有待进一步发掘和整理，但其对动物药资源开发的意义是显而易见的。

12 曾育麟．展望动物药世纪［J］．中国民间医药杂志，1997（25）：6.

在植物药资源开发方面，鄂温克民族医药的发掘和整理也具有着重要的意义。乌尼尔的研究表明，其所收集整理到的鄂温克民族药用植物中有两种——白山蒿和东北岩高兰是《内蒙古植物药志》和《全国中草药汇编》所未加以收录的药用植物。而除白山蒿和东北岩高兰之外的其他16种药用植物中，未见于蒙医药用记载的则有7种之多。进一步地，在余下的9种在蒙医和鄂温克民族医药中共同使用的药用植物中，用药部位不完全相同的有4种，主治疾病完全不同的则有7种（其他2种仅有相同之处）。[13]这充分说明了鄂温克民族医药在用药方面的独特之处，也充分说明了发掘和整理鄂温克民族医药保健文化在药物资源开发方面的重要意义。

此外，鄂温克族民族医药保健文化中还有众多的医技和医法、疾病防治与养生保健知识、常用药物和传统医学单方、验方、秘方等有待发掘和整理。医药资源的开发对于我国医疗事业的发展和全人类的健康事业都具有着重要的作用。由此可见发掘整理鄂温克民族医药保健文化的重要意义。

2. 鄂温克民族发展的意义

鄂温克族是我国22个人口较少民族之一。人口较少民族的发展关系到构建社会主义和谐社会总体目标的实现。党和国家政府历来都对人口较少民族的发展给予了极大的重视，这对人口较少民族的发展起到了并发挥着重要的作用。鄂温克民族的发展包括其医药卫生事业的发展。党和国家政府在这方面进行了多方面的工作，如从解放之初开始在鄂温克族聚居区建立和健全医疗卫生机构、进行医药卫生知识的宣传教育等，取得了骄人的成绩。鄂温克族民族医药保健文化的发掘整理对于鄂温克民族医药卫生事业的发展，乃至鄂温克民族的发展都具有重要的意义。鄂温克民族医药具有取材容易、费用少的特点，它可以在一定程度上解决鄂温克族群众乃至鄂温克族地区群众“看病难、看病贵”的问题。而对鄂温克民族医药资源的商业化开发利用则有助于鄂温克族聚居区的经济、社会发展。如前述敖鲁古雅鄂温克人对鹿胎的炮制，其工艺已堪称成熟，在原料充足的条件下只要稍加改变，即可以进行大批量生产。敖鲁古雅鄂温克人在实施生态移民后，正面临着驯鹿牧养业

13　乌尼尔．呼伦贝尔鄂温克民族植物学的研究［D］．呼和浩特：内蒙古师范大学出版社，2005：33-34.

的继续发展和选择新的生产门路的问题。[14] 鹿产品和驯鹿产品等民族药用资源的商业化开发利用或许可以是解决这一问题的一个思路。在对于鄂温克族医药资源的商业化开发利用方面，维纳河矿泉水的商业化开发利用已取得了较好的成效。这对于鄂温克族其他民族医药资源的商业化开发利用具有一定的借鉴作用。

3. 对鄂温克文化等研究的意义

鄂温克族在其历史发展过程中创造、积累了独具特色的医药保健文化。鄂温克民族医药保健文化是鄂温克文化不可或缺的重要组成部分。前已述及，在鄂温克萨满教文化和民间文学之中蕴含着大量鄂温克民族医药保健文化内涵，对鄂温克民族医药保健文化深入理解，必然有助于对鄂温克萨满教文化和民间文学的理解。对鄂温克民族医药保健文化的发掘整理和研究，对于全面了解鄂温克文化具有着重要的理论意义。而鄂温克文化研究对于鄂温克族聚居地区的精神文明建设和当地的旅游文化资源开发都具有重要意义。

此外，有学者认为鄂温克民族医药是广义上的满族传统医学文化的重要组成部分，而满族医药文化的研究对于萨满教和满学学科体系的建立等都有着重要意义。[15] 由此也可窥见鄂温克民族医药保健文化研究的重要意义。

14　毅松.解决人口较少民族发展中的突出问题[A].内蒙古党委宣传部.理论硕果展辉煌[C].呼和浩特：内蒙古大学出版社，2008，436-439.

15　刘彦臣，刘贵富．抢救满族医药文化遗产的意义［J］．满族研究，2005（1）：73-78

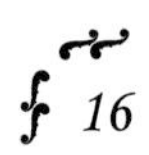

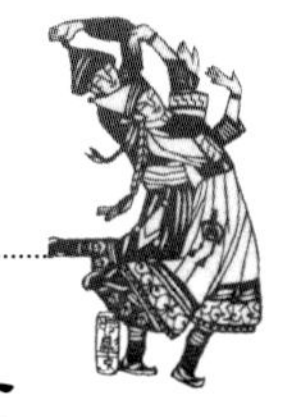

目　录

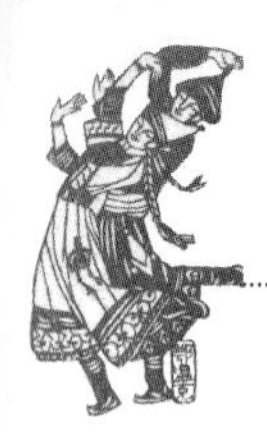

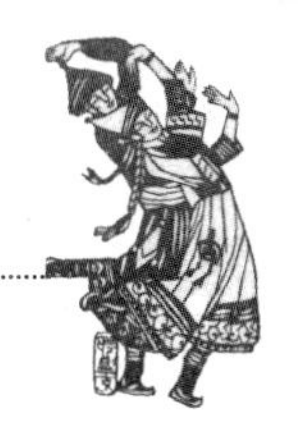

第一章　鄂温克族概况

鄂温克族具有悠久的历史和独具特色的民族文化。鄂温克民族医药文化与其宗教和习俗有着密切联系。作为背景知识，本章将在介绍鄂温克族历史沿革的同时，对与其民族医药文化相关的宗教和习俗等给予介绍。

第一节　鄂温克族的历史概况[1]

在历史发展过程中，我国的鄂温克族形成了三大部落，分别被称为“索伦”“通古斯”“使鹿部”（曾称“雅库特”），但是无论哪一部落，都自称为鄂温克族。1957年根据本民族的意愿，统一民族名称为“鄂温克族”（意为“住在大山林的人们”）。

学者对于鄂温克族的族源各执一词，莫衷一是。《鄂温克族简史》根据考古学和人类学的研究，认为，鄂温克族的祖先大体分布于贝加尔湖地区和黑龙江上游石勒喀河一带广大的山林中，从事渔猎生产。就其族源而言，与北魏时期生活在今黑龙江上游、中游的“室韦”，特别是其中的“北室韦”“钵室韦”“深末怛室韦”，以及唐

1　本节内容主要根据吴守贵《鄂温克人》（内蒙古文化出版社，2000）、《鄂温克族简史》编写组《鄂温克族简史》（内蒙古人民出版社，1983）、乌云达赉《鄂温克族的起源》（内蒙古大学出版社，1998）、乌热尔图《鄂温克族史稿》（内蒙古文化出版社，2007）等编写而成。

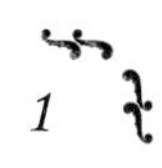

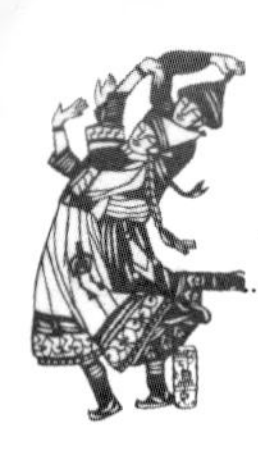

代在贝加尔湖苔原森林地区使鹿的“鞠部落”等有密切的关系。鄂温克人饲养驯鹿、住桦树皮搭盖的“撮罗子”、冬天用滑雪板作为狩猎的交通工具等与上述部落的文化特征完全相同。元代史料将贝加尔湖附近的鄂温克人称为“林木中百姓”“林木中的兀良哈”。明代史料则称使鹿的鄂温克人为“北山野人”，称另一部使马鄂温克人为“女真野人”。明朝政府还曾在鄂温克族地区设立了一些卫、所等基层政权组织。清代史书称部分鄂温克人为“索伦部”，称使鹿部为“喀木尼堪”（索伦别部）。[2]

乌云达赉和乌热尔图则认为，鄂温克族的发祥地在乌苏里江流域，与“北室韦”“钵室韦”及“鞠”部等均无关系，起源于靺鞨七部之一的乌素骨部、安居骨部（骨为江、河之意），曾分布于乌苏里江流域。古代乌素里地区，曾是渔猎部落的乐园。安居鄂温克人从3世纪末向西、向北迁徙，至17世纪中叶，共完成了七次大的迁徙过程。[3]

17世纪中叶，居住在贝加尔湖西北、黑龙江上中游的鄂温克人，共分三支：一支为居住于贝加尔湖西北、勒拿河支流威吕河及维提姆河岸的使鹿鄂温克人，共有十二个大氏族，被称为使鹿的“喀木尼堪”或“索伦别部”。他们就是19世纪初迁来额尔古纳河畔，曾被人们称之为“雅库特”的鄂温克人的先人。第二支为居住于贝加尔湖以东赤塔河，石勒喀河一带的使马鄂温克人，被称之为“纳米雅尔”部或“那妹他”，共有十五个氏族，他们是后来被俄罗斯人称之为“通古斯”的鄂温克人的祖先。第三支，也是最主要的一支，是“索伦”部鄂温克人。他们居住在石勒喀河至精奇里江一带及外兴安岭以南，是现今被称作“索伦”鄂温克人的祖先。

清代，清政府曾对鄂温克各部落采用用兵征服、收买头领人物等各种手段，以达到把鄂温克人纳入满族共同体，进而为其征战的目

2 《鄂温克族简史》编写组．鄂温克族简史 [M]．呼和浩特：内蒙古人民出版社，1983.5-21。

3 乌云达赉．鄂温克族的起源 [M]．呼和浩特：内蒙古大学出版社，1998。乌热尔图．鄂温克族史稿 [M]．海拉尔：内蒙古文化出版社，2007。

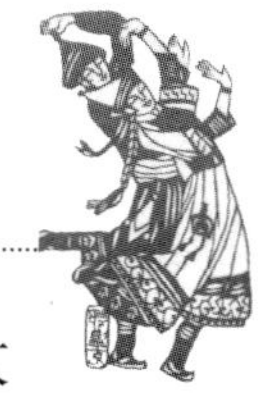

的。1638年至1640年，清政府对黑龙江上游的鄂温克各部落进行了大规模的军事行动，首先征服了赤塔河至石勒喀河使马鄂温克部落，继而征服了尼布楚以北的使鹿鄂温克部落。最后，清政府集中兵力征战石勒喀河至精奇里江及外兴安岭一带的鄂温克部落。部落首领博木博果尔（鄂温克人）率部众六千反击清军，转战数年，后于雅克萨与清军展开决战，终因敌强我弱而失利。博木博果尔也在与残率部九百余人被追击到齐洛台（今赤塔）时被俘。

17世纪中叶，沙俄帝国趁中国明、清两朝交替，清军主力入关之际，于1643、1651、1654年派遣远征军窜犯鄂温克聚居地区，先后占领了贝加尔湖以东至黑龙江流域的广大地区，给鄂温克、达斡尔等各族人民造成了深重灾难，致使战火蔓延、民不聊生。鄂温克、达斡尔人民奋起反抗，积极配合清军，拿起扎枪、弓箭等反击侵略军，在作战、侦察、建驿站、筑城堡、运输军需粮草等方面，尤其是在雅克萨战役中，做出了卓越的贡献，涌现出了诸多英勇善战的英雄人物，创造了光辉灿烂的业绩。

清顺治至康熙年间，由于黑龙江流域战火纷飞，人民不得安宁，清统治者除将一部分青壮年留在原地坚持战斗外，将其他鄂温克、达斡尔居民从黑龙江对岸的精奇里江和外兴安岭，迁往大兴安岭嫩江流域居住。渡江越岭而来的鄂温克人除少数定居于嫩江沿岸外，绝大部分依山而居，分布在诺敏河、格尼河、阿伦河、音河、雅鲁河、绰尔河和济沁河流域山区。

清康熙年间，鄂温克、达斡尔、鄂伦春人被统称为“布特哈打牲部落”。清政府将四千九百多鄂温克人编为五个阿巴（围猎场），设六十九员佐领进行管辖，这五个阿巴为：雅鲁河、音河一带的雅鲁阿巴；阿伦河一带的涂格敦阿巴；诺敏河一带的阿尔拉阿巴；济沁河一带的济沁阿巴；绰尔河一带的托信阿巴。此外，还有一部分鄂温克人则同达斡尔人一起归讷莫日、都伯沁和莫日登三个扎兰管辖。

清雍正年间，清政府于布特哈地区实行八旗制，将鄂温克人按

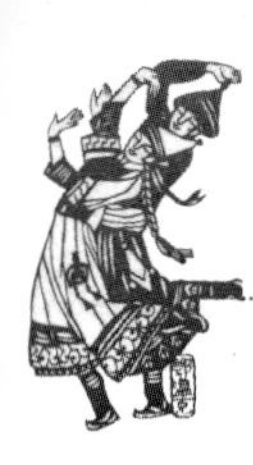

照其居住区域编为五旗——在雅鲁河流域，于占聂勒（今扎兰屯）、尼古占聂勒和珠勒其汗（今龙江站一带）各设一旗，于阿伦河、格尼河流域设一旗，于诺敏河流域设一旗。上述五旗下设四十七佐。旗长（高斯达）由满族人担任，副旗长（伊利吉达）由鄂温克人担任，下设若干聂日达和嘎辛达。

1689年，中俄签定《尼布楚条约》，国界得以划定。此时，呼伦贝尔地区处于有边无防的状态。清政府为加强呼伦贝尔一线的防务，实行“移民实边”政策，于清雍正十年（1732），从大兴安岭东麓布特哈地区选调鄂温克1636名、达斡尔730名、鄂伦春359名、巴尔虎蒙古275名，共三千名官兵到呼伦贝尔守卫边疆，设索伦左、右两翼八旗，共五十六个佐。今鄂温克族自治旗的鄂温克人即为于这一时期戍边迁来者的后人。

清嘉庆年间（19世纪初叶），使鹿鄂温克人从勒拿河流域牵着驯鹿千里迢迢迁徙到黑龙江莫河一带。后又有一部分鄂温克人迁徙到额尔古纳河以南、大兴安岭西北部贝尔茨河流域生活至今。上述鄂温克人即为今敖鲁古雅鄂温克人的先人。

通古斯鄂温克人原居住于额尔古纳西岸俄罗斯境内，20世纪初叶（1918年前后），为躲避战乱，开始不断迁往呼伦贝尔地区。就此，这部分鄂温克人与呼伦贝尔的其他少数民族一起，开始了共同开发、建设呼伦贝尔的新篇章。

鄂温克族是一个勤劳、勇敢的民族，热爱祖国、热爱家乡。在清代，特别是在康熙、乾隆等朝，鄂温克官兵转战四方，曾参加过新疆准格尔和伊犁、云南、四川大小金川、西藏、台湾（鹿耳港）等重大战役。有清一代，鄂温克官兵出征六七十次，转战二十二省，出现了许许多多指挥有方、英勇善战、战功赫赫的英雄人物，如：海兰察、穆图善、莽格察、博勒本察等。鄂温克人在历史上为维护祖国统一、保卫边疆的斗争中做出了重大贡献。更为重要的是，鄂温克人民在反帝反封建以及抗日战争、解放战争中，为推翻三座大山，建立中华人

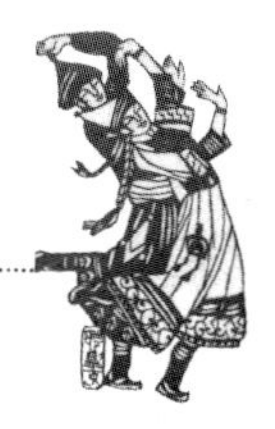

民共和国做出了应有的贡献。

中华人民共和国成立后，根据鄂温克人民实现民族区域自治的愿望，党和政府撤消了原索伦旗，在原索伦旗的行政区域内设立了鄂温克族自治旗。该旗于1958年8月1日正式成立。对于散居在鄂温克族自治旗以外的鄂温克族，党和政府根据其大分散、小聚居的特点，先后成立了陈巴尔虎旗鄂温克苏木、莫力达瓦达斡尔族自治旗杜拉尔鄂温克民族乡、巴彦鄂温克民族乡，阿荣旗查巴奇鄂温克民族乡，得力其尔鄂温克民族乡、音河达斡尔鄂温克民族乡，额尔古纳左旗（今根河市）敖鲁古雅鄂温克民族乡、扎兰屯市萨马街鄂温克民族乡和黑龙江省兴旺鄂温克民族乡。

第二节 鄂温克族原始宗教信仰[4]

鄂温克族是古老的森林民族。远古时期，鄂温克人对自然界的种种现象，不能给予科学的解释，面对强大的自然力量的威胁，显得十分无奈。所以对一切自然现象都加以神化和崇拜。他们相信世界上有一种超自然的力量，支配着人间万物。于是对日月星辰、风雨雷电、古木奇草、飞禽走兽等一切自然界中有生命和无生命的物体都赋予灵魂，作为崇拜对象。在这种万物有灵的思想基础上形成了鄂温克族以多种崇拜为内容，以一定的祭祀为表现形式的萨满教。除萨满教外，鄂温克人还接受了其他宗教的影响。牧区居住的鄂温克族人家中请有佛像，在办理丧事时则请喇嘛念经。使鹿鄂温克人和莫尔格勒河流域鄂温克人在结婚和办丧事等事宜上，则受到了东正教的影响。尽管如此，萨满教始终是鄂温克族的主要宗教信仰。鄂温克萨满教与其民族

4　本节内容主要依据全国政协文史和学习委员会暨内蒙古自治区、黑龙江省文史资料委员会《鄂温克百年实录》（中国文史出版社，2008）等编写而成。

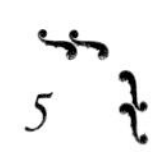

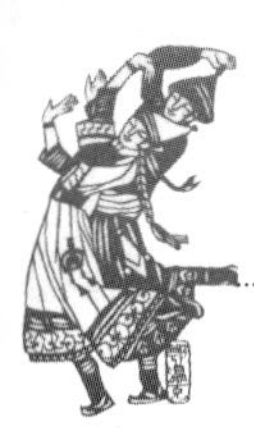

医药具有密切联系，故有必要进行详细的介绍。

一、自然崇拜

鄂温克人的自然崇拜包括“白那查”崇拜、火崇拜和日月星辰崇拜等。

1.“白那查”神

鄂温克猎民信奉山神“白那查”，认为一切野兽都是“白那查”养的家畜，而在其狩猎途中所遇高山、岩洞、怪石、悬崖峭壁则都是“白那查”神的居所。鄂温克人会找一些很粗的大树，在树上绘制一白胡子的老者，作为“白那查”神的神像。他们每逢经过那些被认为是“白那查”神居所的地方都从不大声喧哗，遇上绘有“白那查”神的大树，则会用野兽肉献祭，而在饮酒用餐时也敬“白那查”，以求猎获更多的野兽。

关于“白那查”，还有一个传说。传说称，很早以前有一部落首领率领全部落进行围猎。当围住一座大山后，他让众人估计究竟围住了多少野兽。结果，谁也估计不出野兽的数量。这时，一位老人站了出来，说出了所围鹿、狍子的具体数字。第二天围猎结束时，所获猎物的数目果然和老人说的一样。这使部落首领觉得非常奇怪。他又将老人请来问道：“你怎么知道围住了多少野兽？”这时，老人正坐在一棵大树下，待部落长说完话再仔细看时，老人却不见了。全部落的人奇怪地找遍了附近的山川，也未见到老人的踪影。部落首领和众人们都认为这位老人是山神，是一切野兽的主人，因此就在那棵大树上画了一个老人的肖像，并用所猎获的野兽肉献祭了那棵树。从此，猎人们开始相信山上有“白那查”。

2.“陶阿巴日肯”（火神）

鄂温克人认为火是户主之神，一户的火主若“死”掉，此户也有

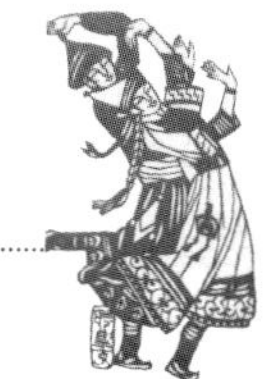

绝根之危。过去，鄂温克猎民还有保存“撮罗子”里的火种的习惯，搬家时也不扑灭火种，在就餐之前，还要先敬火神，把酒、肉投入火中。新媳妇初到婆家，也要先拜火神。同时，其发展过程中，鄂温克人还形成了诸多与火相关的禁忌：平时不可乱拨火、不能用有刃的铁器拨弄火、不能用水泼灭火等等。

牧区鄂温克人认为，每年农历十二月二十三日是火神回天的日子，因此，每到这一天日落后，都要举行祭火仪式。祭祀方法为：在火位南、西和东侧铺上褥子。在火的正面放上矮桌，摆上各种供物。在火的四周，点燃用面做成的供盅，将备好的5色布条分搭在火架（鄂温克语称“图拉”）四周。于火架内用木条搭成木框（共六七层），中间放入布条，木框上放置羊的整个胸骨（带部分肉），骨外再包盖一层羊油。在一切准备就绪后，点燃木条框堆，将各种供物放入火中。主供者口念“呼日耶”“呼日耶”，大家向火叩头后完成祭火仪式。从祭火之日起的三日内禁止用铁器、木棍拨火，禁止掏灰。

农区鄂温克人也在农历腊月二十三日送“陶阿巴日肯”（火神）升天。这一天，农区鄂温克人家会把灶台粉刷干净。吃完晚饭后，全家人跪在灶前，燃一堆火焚烧火神像，并向火中投入荤油和麻糖，意为：用荤油抹嘴，火神高兴；用麻糖粘住嘴，火神开不了口，不向上天告状。

大年三十，鄂温克人家还要在厨房锅台上用糖果、糕点等供祭火神，并在大门外燃起一堆篝火。初燃篝火时，全家人都要跪拜、焚香，往火中投入过年的各种食品，还要放鞭炮。篝火标志着这一户人的存在，篝火越旺，预示这一户人一年中家境越兴旺。篝火烧到初五不能断烟，待到正月十四日晚上又重新燃起，一直烧到正月十五。

莫尔格勒河流域的鄂温克人也非常尊重火。其民间传说称，火神是一位头发乱蓬蓬的老太太。每年秋季牲畜抓膘时节，这里的鄂温克人在供祭“吉雅奇”神的同时也祭火神。

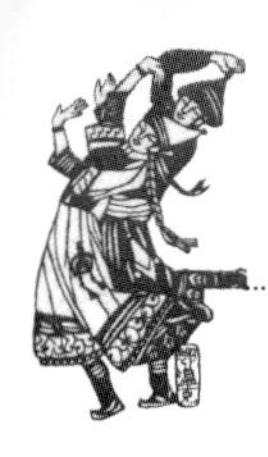

3. 日月星辰等自然崇拜

鄂温克人崇拜日月星辰等天体。这首先在古老的萨满服装饰物上得到了充分的体现：太阳神用圆环铁片表示，在其边上打眼、系绳；月亮神以月牙形表示，在月牙上端有方形小铁片，打眼系绳。鄂温克人认为，雷神是能力非凡的神，有着神奇的力量。雷神共有两个，一雌一雄。由于雷是摸不着、看不见的，于是在鄂温克萨满教服装饰物中以闪电形成的主纹路和支纹路组合在一起，以森林中的柳叶形选型。

对日月星辰的崇拜还反映在鄂温克族萨满仪式中，鄂温克人在举行“奥米那仁”仪式前，要拜天（即太阳神）地，拜四方之神。

鄂温克人还崇拜北斗七星，在农历腊月二十七日晚供北斗星。这一天，当星辰在夜空升起后，鄂温克人家会在院内东北角放置一张桌子，仿照北斗星方位点燃七根香，燃起七盏“卓勒”（用面团捏成盅形或盘形后煮熟，插上灯芯，倒入豆油点燃），然后，全家人跪下叩头。如家中有服兵役者，更要杀猪宰羊祭供北斗神，以求北斗神保佑服兵役者躲过枪箭，平安返回。

莫尔格勒河流域的鄂温克人则崇拜“天”，会根据萨满的指示对天进行供祭。他们把天分为“九天”，包括：东天（牛神）、西天（马神）、马主天、卡哈天（人神，对人有好处）、吉雅西天（好运气）、“查里拉干”天、呼克天、塔拉汉天等。

二、图腾崇拜

鄂温克人的图腾崇拜包括熊崇拜、嘎勒布勒崇拜和天鹅崇拜等。

1. 熊崇拜

熊在鄂温克族原始信仰中占有重要地位。在鄂温克人的神话传说中，有将熊视为人的同类的说法。在远古，处于原始社会的鄂温克人对于其祖先的起源，有着种种神秘的揣测。在日常生活中，他们看到

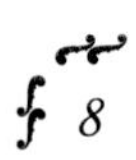

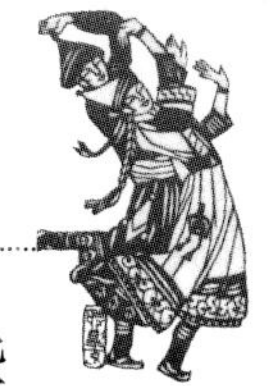

自然界中动物的有些动作和习性与人相似，便认为其祖先可能与这些动物存在着一定的血缘关系。当他们看到熊直立并用上肢遮挡光线眺望的动作和捕捉食物送进嘴里的动作，以及熊用后肢站立、没有尾巴等与人相同时，便认为“人熊同源”，进而将熊当作祖先来崇拜。他们根据自己的推测，创造了许多由熊变人的神话传说。有一则神话传说是这样的：

熊，原本也是人，爪子上有拇指和虎口，所以会抓家伙（指劳动工具），也会扔石头。

有一天，天神让熊跟人比试搬石头，因石块太大，人怎么也搬不动，而熊则轻而易举地将石块扔出很远。熊胜利了。有一次熊突然拿起木棍把人打死了。天神一怒之下，将熊前爪子的拇指齐根砍掉了，并惩罚它不再直立行走，从此，熊由人变成了野兽。

熊哭诉说：“往后我可怎么活呀？”

天神说：“你去吃草甸上的稠李子（是一种树上长的野果，色黑亮，内有坚硬果核，味甘甜）和其他野果吧！”

熊又祈求说：“人们可以吃我的肉，但不能像对待野兽那样糟蹋我。”

天神同意了熊的祈求，告诫人们说：“熊原本跟你们一样，也通人性，今后如果吃了它的肉，不许随便乱扔它的骨头。”

天神说完后，把人的膝盖骨从后面拧到了前头，由此，人便可以挺身直立行走了。

鄂温克人有着诸多与熊有关的民间禁忌和习俗。他们不将熊直接称之为“熊”，而是将公熊称为“额特热恩”（意为：老汉），将母熊称为“阿特哈恩”（意为：老妇），有的鄂温克氏族部落则把熊称为“合克”（意为：爷爷），把母熊称为“额沃”（意为：奶奶）；熊死了，不说“死”，而是说“睡了”；把射杀熊的猎枪称为“吹气筒”。吃熊肉时，首先要模仿乌鸦“嘎、嘎”的叫声，并且说：“这是乌鸦在吃你的肉。”剥熊皮时，先将公熊睾丸割下来挂在树枝上，

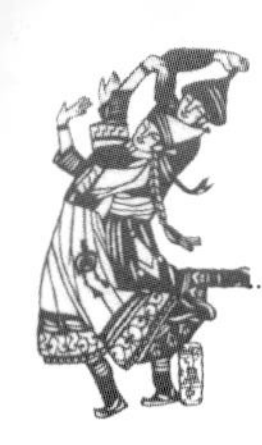

然后才开始剥皮开膛；吃完熊肉后，把熊骨收集起来，将熊头、心、肝、肺、喉、舌、鼻、食管、爪子连同颈椎骨、右上左下肋骨各两根、右下左上肋骨各三根，先用黑桦树枝捆好，用柳条绑上六大道。再把熊皮撑开钉在相距很近的两棵松树的阴面上，划12道横沟，于第6道横沟的两端要涂上各种颜色，并把剜出来的熊眼嵌在树干上，将捆好的熊骨等挂在两棵松树之间。最后，人们要掩面作“呜呜”哭泣状，为熊进行隆重的风葬。

敖鲁古雅鄂温克人则供奉熊神，以求熊神保护驯鹿。该地区的鄂温克人认为，有了熊，狼便不敢吃驯鹿。

2. 嘎勒布勒崇拜

莫尔格勒河流域鄂温克族每个氏族都有自己的“嘎勒布勒”。很多氏族以鸟为“嘎勒布勒”，如：那乌那基尔氏族的“嘎勒布勒”是脖子长、身子细、灰色的“奥腾鸟”；靠闹克特氏族的“嘎勒布勒”是被称之为“韩卡流特”的鸟；那妹他氏族的“嘎勒布勒”是“乌鲁嘎斯”鸟；西拉那妹他氏族的“嘎勒布勒”是一种身子黑、头顶白的鸟；造鲁套特氏族的“嘎勒布勒”是鹰；我乌特巴亚基尔氏族的“嘎勒布勒”是天鹅等等。每个氏族的鄂温克人对自己的“嘎勒布勒”都非常崇敬，绝不杀害。“嘎勒布勒”是莫尔格勒河流域鄂温克氏族的图腾标志。萨满在为人跳神时，要问是哪个氏族、什么“嘎勒布勒”的人。当媒人到女方家提亲时，女方也要问男方氏族的“嘎勒布勒”。

3. 天鹅崇拜

天鹅（鄂温克语为：“乌日切”）作为一种候鸟，曾对古代鄂温克人认识和掌握季节变化起到重要作用，是鄂温克人原始“物候历法”中的主要图腾鸟。鄂温克人视天鹅为吉祥之鸟，对其非常崇敬。每逢春秋两季天鹅从头顶上飞过时，他们会把鲜奶洒向空中，以示对天鹅的崇敬之意。

在鄂温克族自治旗辉河一带，至今流传着一种民间舞蹈，名为“斡日切”（即“天鹅舞”）。这一舞蹈，实际上是一种原始的天鹅图腾舞。鄂温克族中还有一则神话称：有一次，一支鄂温克士兵队伍迷失了方向，正在为难之际，天空中突然出现了一群天鹅，为这些士兵引路，使他们安全地回到了兵营。

除熊崇拜、天鹅崇拜和嘎勒布勒崇拜之外，鄂温克族图腾崇拜中还包括蛇崇拜。这充分体现于鄂温克族索伦、通古斯、使鹿部三大部落萨满神衣装饰造型中。此外，蛇神也是萨满的主神“舍卧克”。关于后一内容，我们将在下一节“祖先崇拜”部分中予以介绍。

三、祖先崇拜

鄂温克人的祖先崇拜包括舍卧刻神崇拜、玛鲁神崇拜和敖卓勒神崇拜等。

1. 舍卧刻神（祖先神）

舍卧刻神是鄂温克人的祖先神，形象为一条大蛇。民间传说称：世界上还没有人类的时候，有一位带瓣子的鄂温克人，在一条大河附近的山里发现了一个大湖，名为“拉玛湖”。从这边看去，冉冉升起的太阳好像很近，犹如从湖的彼岸吐薄而出。这个地方，气候温暖，但是一过湖就很冷了。这个大湖，有大小八条河汇入，在日出方向有一条河，河口的水很深，深水里有一条大蛇，长十五丈，头上有两只大犄角。这条大蛇是从天上下来的，跟普通人不通话，但是跟萨满通话，它就是舍卧刻神。

鄂温克人认为，舍卧刻神可为人做许多好事，但如果让它生气，则会使人患病。鄂温克人经常祭祀舍卧刻神，以求身体健康和能够猎获猎物。他们认为，舍卧刻神最喜欢肉油的香味，因而在祭祀时会往灶火里洒马鹿、犴等的油脂，使之冒出香味。

2. 玛鲁神

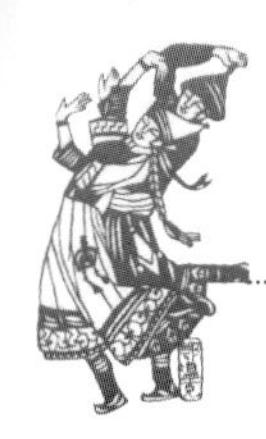

“玛鲁”神也深受鄂温克人的崇拜。鄂温克人认为，“玛鲁”与自己的祖先有着密切的关系，是鄂温克人的“乌力楞”（有血缘关系的生产单位）之神。每个鄂温克氏族的各“乌力楞”都有自己的“玛鲁”。“玛鲁”是一个圆形皮口袋中所装各种神灵形象的总称，由十二种东西或神灵组成，其中主要是“舍卧刻”神（祖先神）及其所喜欢的用具和动物：（1）“舍卧刻”神像，是用“哈卡尔”树木刻制的一男一女人像，有手、脚、耳、眼，并有用鹿或犴皮缝制的衣服。（2）“小鼓”。该鼓以鹿皮为鼓皮，其外圈则以落叶松阳面部分的木材为原料。鄂温克萨满教认为，舍卧刻神非常愿意听鼓声。萨满一敲鼓，“舍卧刻”便会到来。（3）“嘎黑”鸟。鄂温克人认为，舍卧刻愿意骑“嘎黑”鸟，所以便把“嘎黑”鸟全皮剥下，制成标本，任舍卧刻骑乘，自由飞翔。（4）“驯鹿笼头”，是专为“舍卧刻”神抓驯鹿而备，不准任何人随意使用。（5）“玛卧格特”，是一种用鹿或狍脖颈皮制成的皮条，也是专为“舍卧刻”抓驯鹿之用。此外，“玛鲁”中还包括“灰鼠皮”“刻奴那基”（是一种岩石丛中的小动物，比灰鼠细一些）和“水鸭皮”等。

除“舍卧刻”神及其所喜欢的用具和动物外，“玛鲁”中还有对人畜生命起作用的神灵。这些神灵包括：（1）“舍利”神，是鄂温克萨满教中功能最为强大的神。鄂温克人认为如果“舍利”神发怒，人就会患病，所以非常崇拜它，其神像是用铁仿十五丈大蛇制作而成的，雄蛇有3个角，雌蛇有2个角。（2）“乌麦”神，是保护婴儿生命安全的神，其神像是用白桦或落叶松做成的小雀。鄂温克萨满教认为，小孩患病是因其灵魂离开身体、到了另一个世界所致，故须请萨满把乌麦（灵魂）请回来。（3）“阿隆”神，是驯鹿的保护神，其形象为一种生长于落叶松、桦树上的形状弯曲的细木条。鄂温克人认为，在驯鹿发生疫病时，将阿隆挂在驮有“玛鲁”神的健康驯鹿脖颈上，就可以保护所有的驯鹿。（4）熊神，其形象为一公一母两个熊崽皮。与“阿隆”神相同，熊神也是驯鹿的保护神。鄂温克人认为，有

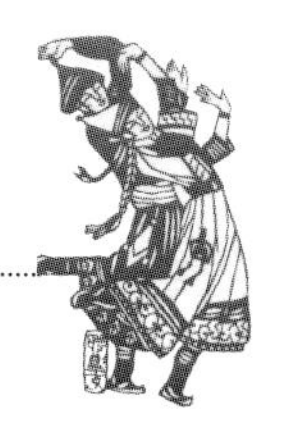

了熊，狼就不敢吃驯鹿。

鄂温克人祭祀“玛鲁”的具体过程为，第一天，将猎获的犴头放在事先做好的三角棚上，犴头朝向搬家的方向，（鄂温克人认为，这样会再次猎获猎物）。然后，在“玛鲁”神位（一般置于“撮罗子”的东北或西北角）前，铺上一种被称之为“奥格塔恩”的树条，将供品、犴头、食道、心、肝、肺等摆放在右端，再用驯鹿鞍的苫皮盖上，禁止让人看到。第二天，从“撮罗子”外放置“玛鲁”的地方请“玛鲁”，从袋子里取出各种神像排列整齐，剖开鹿的心脏，用鹿心血涂抹每一神灵的嘴。再卸开鹿、犴两颊骨，将鹿、犴头正面切成四块，同其他内脏煮熟后，放回原处。然后，将鹿、犴心头上的肥肉切成小块，拿一小勺盛入火炭，上放肥肉，再放入“卡瓦瓦”草，使其冒烟。在烟上挥动“玛鲁”后，将“玛鲁”放回原处，再将煮肉的汤洒在“玛鲁”位前或旁边（禁止倒于别处）。最后，将鹿和犴的心和头分成若干块，分给“乌力楞”各家食用。

3.敖卓勒神（祖先神）

在鄂温克萨满教观念中，“敖卓勒”神是氏族的保护神。民间传说称，鄂温克人的祖先因雷击而身亡，其上半身到天上变成了“保勒索浩勒合鲁勒”神，其中部在地上变成了“谢考达热勒”神，而其下半身则变成了9个“道尔保如神”。鄂温克人将用灰鼠做成的太阳、月亮和9个小人（其中5个是金色的女人、4个是银色的男人）贴在蓝布上制成神像，用以供奉“敖卓勒”神。他们供奉“敖卓勒”神的目的不仅在于祈求其不生子孙后代的气，而且还在于祈求其驱鬼除病。“敖卓勒”神深受鄂温克人的尊重与崇拜，其神像一般被摆放在屋内最上方的位置。

四、民间诸神信仰

鄂温克民间所信仰的诸神包括“娘娘巴日肯”“吉雅奇”神、

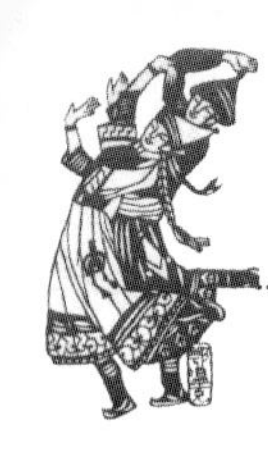

“德力格丁”神、“答背”神、“哈音”神、“卓日”神、“博迪合特古热”神（外路神）、“毛木铁”神、笊篱姑姑、“乌市巴日肯”（神）等。

（1）“娘娘巴日肯”

“娘娘巴日肯”，即娘娘神，是保佑幼儿安全的神。幼儿患病，特别是患麻疹时，须供娘娘神，祈求娘娘神保佑患儿早日痊愈。

（2）“吉雅奇”神

“吉雅奇”神是鄂温克人的牲畜之神、好运之神。“吉雅奇”神偶是于一块方形毯子上用不同氏族的种马鬃尾绣制而成的一男一女两个人形。另在两个人形中间缝有一个口袋，以盛供物。鄂温克人认为，牲畜是由“吉雅奇”神所赐予的。因此，在每年正月十五或六月间、牲畜膘情好时，要用“阿木苏”（即稷子米奶粥或大米奶粥）供祭“吉雅奇”神。其献祭的奶粥则须由本氏族未出嫁的姑娘先食用，然后大家才可以食用。鄂温克人有关“吉雅奇”神的习俗还包括：每年剪羊耳记时，将剪下的部分串起来挂在“吉雅奇”神两旁；出售牲畜时，留下几根鬃毛挂在“吉雅奇”神两旁；秋季宰羊后，将羊的肩骨和髓骨挂在“吉雅奇”神下方，并将煮熟的羊胃割下一小块装入“吉雅奇”神的口袋里；将小孩满一周岁后剪下的头发弄成一团，系在“吉雅奇”两旁。

此外，莫尔格勒河流域鄂温克人则于每年十月初分两次祭祀“吉雅奇”神。其祭西天在白天进行。对于东天，则在夜间进行供祭。在该地区鄂温克人的观念中，由于牲畜是“吉雅奇”神所赐，因此，祭“吉雅奇”可保牲畜繁殖。

（3）“德力格丁”神

“德力格丁”是鄂温克人所供奉的众多神灵之一，其神像是一种用桦树皮或红铜做的面具。当脸上长疥时，鄂温克人一般会以小米粥

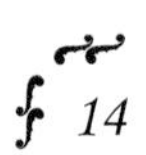

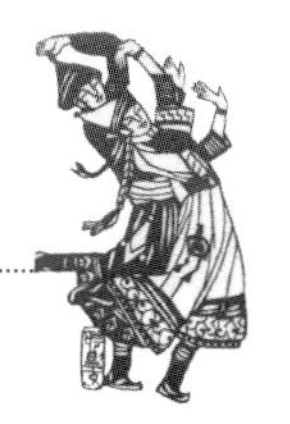

和狍胸骨作为供品，供祭该神。

（4）“答背”神

“答背”神是鄂温克人的女性神，其神偶是用毡子做的两个人形，大多由妇女供奉。在宰杀羊牛时，鄂温克人会用小肋骨供“答背”神，并献祭一头已宰杀的古铜色牛作为她的座骑。鄂温克人认为，“答背”神发怒会使牛的乳房肿大，还会使妇女生病。因而，妇女患病时会烧“刚嘎”草（即亚洲百里香）熏祭该神。

（5）“哈音”神

“哈音”神是鄂温克族自治旗辉河一带的鄂温克人所供奉的神灵。民间传说称，“哈音”神为一对老夫妇亡故后所变。这对老夫妇一生贫穷，衣食无着，死后，其灵魂被人们立为“哈音”神。供祭“哈音”神的供品是以前穷人日常食用的食物，如最不好的米饭等。据说，“哈音”神不吃牲畜肉，穿的也是最不好的皮衣。

（6）“卓日”神

“卓日”神是鄂温克族自治旗辉河流域鄂温克人所供奉的又一神灵，其神偶是在一长方形木板上用笔绘制出的老人像及带犊的乳牛。民间传说称，“卓日”神生前的身份为奴仆。他一年到头养牛，挤牛奶，一直到老。后因年迈无力而摔死。他死后，养牛的人们将其灵魂立为“巴日肯”（神）。当乳牛的乳房肿痛挤不出奶时，上述地区的鄂温克人便会供祭“卓日”神。

（7）“博迪合特古热”（外路神）

“博迪合特古热”（外路神）也是鄂温克族自治旗辉河流域鄂温克人所供奉的神灵。该地区的鄂温克人认为，人们外出时所患重病，是触犯博迪合特古热所致。因而，在亲人外出患病时，便会在院外搭上木架，杀鸡或用猪尾巴供祭该神。

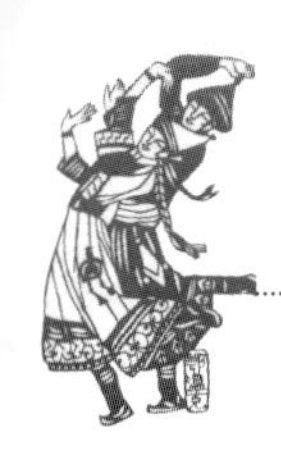

（8）“毛木铁”神

“毛木铁”神像是用铁片剪成的人像。在鄂温克族民间，一个“毛哄”中只有一个“毛木铁”神像，每家并不单设。神像一般供奉于“毛哄”最古老的家中，同一“毛哄”的其他人要供“毛木铁”神时，便将其请到自己家中。据说，“毛木铁”神是萨满最根本之神。

（9）笊篱姑姑

民间传说称，笊篱姑姑生前为一未出嫁的少女，过新年时为邀请老妇们跳“阿罕伯”舞，而于途经牛圈时踩到牛粪摔倒身亡。人们寻找笊篱姑姑的灵魂时，会先把笊篱放在案子上，并给它穿上小衣服，然后到牛圈内喊叫，再转向房间。这样，笊篱姑姑的灵魂便会附在案上的笊篱上，使笊篱跳动起来。

（10）“乌市巴日肯”

“乌市巴日肯”是鄂温克人供奉的众多神灵之一。鄂温克人会将因含怨忍气而自杀者的灵魂和因被遗弃而死去的私生子的灵魂，都立为“乌市巴日肯”。

五、萨满

“萨满”一词为鄂温克语，有“先知先觉，知晓、智者、圣者”之意。鄂温克人认为，萨满晓彻神意人事，往返于人神之间行事，是人与神之间的使者，是一种氏族精神、智慧和力量的综合代表。萨满能以法术的力量，为病人驱鬼治病，为猎人祈福降恩。本节将从萨满的服饰和仪式、萨满舞和萨满调等方面对鄂温克萨满教进行进一步介绍。

1. 萨满服饰

（1）神衣

萨满神衣（鄂温克语称“萨玛希黑”，又称“扎瓦”）由鹿皮

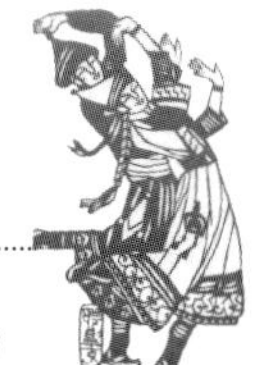

或犴皮缝制而成。衣袖狭窄，仅能伸进胳膊。裤腿紧绷，仅能迈开双腿。其神衣袖上镶边、下摆挂铃铛（几排）等特征，与女性服饰、饰品接近，似表明萨满教产生于母系氏族社会。神衣前胸缀有护心镜，后背有大小五面铜镜，前身裤带以下延双腿挂有四排24面铜镜，并有披肩用于护肩，这些特征则又与武士盔甲特征近似。此外，神衣绘有鸟兽图案和饰品，象征不同的神力。鄂温克萨满教认为，萨满依靠这些神力的帮助，可以飞天遁地，为民驱鬼治病。

使鹿鄂温克人的萨满神衣为窝领、长紧袖、对襟式短衫。其双肩及双袖、前胸、裙子飘带上都披挂和缀饰有各种崇拜物象的造型，主要有日、月、星、雷、飞鸟等。在使鹿鄂温克人萨满服上的各种崇拜物造型中，天鹅居首位，主要装饰在萨满服前胸左右，有分两排竖式横列重叠的天鹅20对，天鹅头向内，在每排天鹅的上端，又各有一只向上展翅飞翔的大天鹅。鄂温克萨满教认为，天鹅是吉祥之物，会给人们带来好运。

除天鹅外，使鹿鄂温克人萨满服饰上的造型还包括布谷鸟、奥腾鸟、熊、狼、鱼和剪刀等。其中，在神衣的裙子上垂挂的“人”字形铁片，为剪刀的造型。鄂温克萨满教认为，这一造型具有剪断恶魔的神力。此外，用鹿皮制作的萨满服上，还分别饰有表示人体器官的头颅、四肢、脊柱、椎骨、骨髓、肋骨、血管等装饰。鄂温克萨满教认为，这些装饰物表明，萨满也是一个有血有肉的人，但同时又是与神进行交往的使者。

（2）神帽

萨满的神帽（鄂温克语称“伊依鲁日”）有金属箍，帽额垂缨，象征彩虹（也有人认为是这代表凤凰的鸟冠），帽顶则有金属制成的鹿角。鄂温克萨满教认为，鹿是瑞兽，而公鹿角则更是神圣的，具有驱恶避邪的力量。萨满戴鹿角神帽的目的在于，通神祈福和与恶魔鬼怪做斗争。其所戴鹿角的叉数代表萨满的资历与神通，叉数越多，资

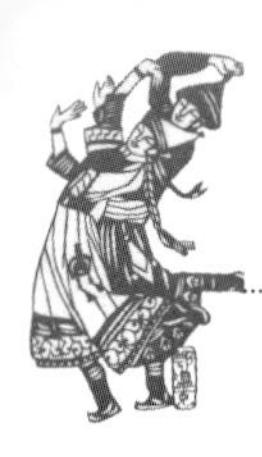

历就越高。戴九叉鹿角神帽者则是最高级别的萨满。

使鹿鄂温克萨满神帽的造型近似瓜皮帽，延瓜皮帽外形有用金属条制成的圆圈，金属圈上则架有两条弧形的“田”字格形帽架，在左右弧形的弧线上端有间隔地饰有一对相向的3叉鹿角。其帽后则垂有红、黄、蓝3色布条，代表吉祥。

（3）神裙

萨满神服臀部装饰为半截裙子，即神裙（鄂温克语称“塔卡”）。神裙绘有日月星辰、托若树和山、河、鹿图案。神裙下垂12条飘带，上绣12生肖。鄂温克萨满教认为，12生肖代表着氏族、部落、氏族全体成员，托若树则象征家业、祖业、氏族事业。

（4）神衣披肩

神衣披肩（鄂温克语称“扎浩通”）前胸两侧点缀着360个闪亮的贝壳，后背绣有各类彩色的灵兽、灵禽，两肩上各有一只布谷鸟。鄂温克萨满教认为，披肩所绣灵禽、灵兽是萨满的辅助神灵，萨满可从中获得各种能力，其数量越多则神力就越大。而两肩上的布谷鸟则可经常向萨满通报旅途中的所有情况。

（5）护身带

护身带（鄂温克语称“阿萨然”）是指萨满神衣两侧胯骨部位铜环上所吊齐脚细长的皮条，双侧各9条。右侧铜环挂野猪獠牙和3个铜哨，左侧铜环则挂有野猪獠牙和海螺号角。鄂温克萨满教认为，野猪獠牙象征勇猛，而铜哨和海螺号角则是请神驱魔的法器。

（6）神镜（托利）

鄂温克萨满教认为，萨满衣帽上的一切发光体、闪烁物都象征着日月星辰的光芒，代表着光明。而神镜本身就是神灵，可映照万物，拥有极大的神力和威严。萨满神衣、帽上饰有的铜镜，能助萨满打败恶魔，通向光明。萨满要想获得翔天和四通八达的能力，就必须以神

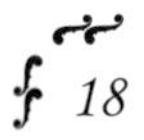

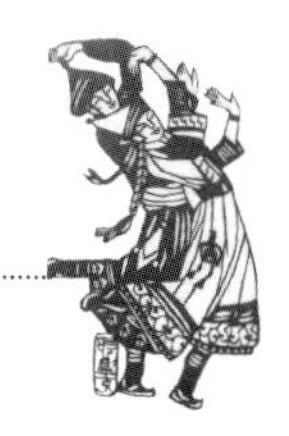

镜作为媒介，与天神沟通。

（7）神鼓和鼓槌

神鼓（鄂温克语称“闻图恩”）在萨满祭祀活动中起着重要的作用。鄂温克萨满教认为，神鼓具有驱除恶魔的能力。它积蓄了雷所具有的巨大恐吓力，凝聚着远古大萨满的精气神，有召请和遣使宇宙天地众神魔的无穷神力。萨满的鼓槌（鄂温克语称“吉送”）呈舌状，槌面用狍蹄皮制作而成，以这种鼓槌击鼓，声音洪亮，有如雷声激荡。萨满的神鼓是圆形单面鼓，用山羊皮或狍子皮蒙面，缀有铜线。鼓的边缘一般以榆树制作（尤以被闪电劈开的树木为最佳）。鼓背中央以铜圈作为抓手。神鼓的边缘和作为抓手的铜圈用四根皮条连接，形成十字梁。鄂温克萨满将这十字称作“道路”，而十字梁的中央则被称作“宇宙的中心”，鄂温克萨满教认为，神鼓本身象征着宇宙，神鼓周边的9个结则象征萨满在神游时所要“停留”的9个世界。

2. 萨满教仪式

鄂温克萨满教仪式包括“伊德希仁”仪式、招魂仪式、送瘟神仪式和“奥米那仁”仪式等。其中，以“伊德希仁”仪式和“奥米那仁”较为常见，现将这两种仪式介绍于下。

（1）“伊德希仁”仪式

鄂温克族的每个氏族或大家族，都有本氏族的萨满。鄂温克萨满教认为，老萨满去世后，其神灵要在本氏族中选择继承人。新萨满一般要在老萨满去世三年后出现，通常是老萨满的子女或近亲。其成为萨满的征兆为突然精神错乱或患久治不愈的疾病。

被选中的萨满继承人须举行领教仪式——“伊德希仁”，方能成为“特古”萨满，即真正的萨满。没有举行“伊德希仁”的萨满则被称之为“布图”萨满（“布图”为鄂温克语，意为没有开启入通之意）。“伊德希仁”仪式须连续举办三年，每年一次，每次3—5天。

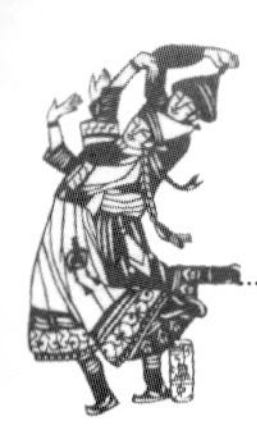

其内容和形式与“奥米那仁”仪式基本相同，规模则较小。完成连续三年的“伊德希仁”仪式后，新萨满才有资格戴神帽（此前须用红巾代替神帽），才可以独立跳神和举行各种仪式。举行“伊德希仁”仪式是新萨满的修练过程。但这只意味着萨满的候选人能够成为真正的萨满，而其本领与神力只有通过举行奥米那仁仪式才能够得到提高。

使鹿鄂温克的领教仪式异常隆重，一般在夏季举行。举行仪式前，须于“撮罗子”的北边立两棵大树——右边是落叶松，左边是松树。于两棵大树间拉一鹿皮绳，绳上挂祭神的供品，如鹿或犴的心脏、舌、肺、肝、喉等。在两棵大树前立两棵小树，其树种和位置与大树相同，树上涂抹鹿血或犴血。“撮罗子”东边挂一木制太阳，西边挂一木制月亮，再挂两个大雁和两个布谷鸟。一切准备就绪后，老萨满和新萨满至少须跳三天神，以教新萨满领神。三年内，这一仪式须举行数次。三年后，新萨满才可以独立跳神驱鬼。

（2）“奥米那仁”仪式

“奥米那仁”仪式是鄂温克萨满教最高级别的祭奠仪式。“奥米那仁”为古鄂温克语，意为饮或喝。杀生以“血”祭神，让神饮用“血”——这种仪式即为“奥米那仁”。

“奥米那仁”仪式一般在每年农历四月间举行。仪式由本毛哄的萨满和从其他毛哄请来当师傅的萨满共同完成。其参加者则包括本毛哄的全体成员和请萨满治过病的其他毛哄的人。举办仪式的费用由本毛哄各家庭承担。一般家家都捐献羊，也有捐献牛者。仪式内容有二，一为老萨满带新萨满，二为立托若时祭奠先世萨满，祈求全毛哄人的平安与繁荣。此外，在举行“奥米那仁”期间，人们还会请萨满看病，同时，还举行摔跤等文体活动。

“奥米那仁”在萨满家举行。仪式开始前，先于院内立一棵树，屋内炉灶两侧立两棵树。所立树被称之为“托若”树。“托若”有兴旺发达之意。鄂温克萨满教认为，托若代表灶火，代表家业、祖业和

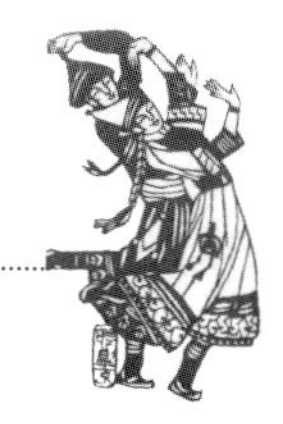

毛哄的事业。祭托若时，把准备好的羊宰杀掉，用羊血祭托若树。

仪式开始后，两个萨满口诵祭词请各自的神灵，其大意为祭先世萨满，求诸神保佑全氏族平安、兴旺等。当神灵附体后，本毛哄的萨满开始跳神，请来的萨满则在旁协助。然后则举行拉“索恩落日”仪式。“索恩落日”是用整张牛皮（或狍皮）剪出的一条宽约25厘米的无接头的绳子。鄂温克萨满教认为，“索恩落日”是全氏族的保护绳，用整张皮剪出象征着完整、圆满，而长绳则象征长寿和长流不息。举行“索恩落日”仪式时，先将全毛哄的男女老少集中于托若树中间，用“索恩落日”圈起。如果绳子长或松则表示吉利。之后，牵来一头四岁犍牛。本毛哄年轻力壮的小伙子，协力将犍牛推倒在地，坐在牛身上，将牛刺死，以此表示“毛哄”的强大威力。这时，毛哄萨满一边唱“呀格”神歌，一边绕被“索恩落日”绳圈起来的毛哄成员行走，敲击神鼓并用鼓扇毛哄成员，以祛灾驱魔，乞求神灵保佑子孙繁衍生息，祈福全毛哄平安繁荣。

莫尔格勒河流域鄂温克人在农历八月间举行“奥米那楞”仪式。仪式一般持续三天。主祭萨满戴面具、穿法衣跳神祭祀，其他萨满则只穿法衣。而参加者则献羊、砖茶、牛奶等。举行仪式时，在草原上搭建蒙古包，立120棵桦树，树枝上挂彩色布条。20或30人在蒙古包外不远处围成一圈歌舞娱乐。另有请“萨满”治过病的9个人，则跟随萨满围绕林间唱祭神歌。

3. 萨满调

作为鄂温克族民歌的一种体裁，萨满调是指萨满在宗教仪式上所唱的各种歌曲。萨满调由曲调和歌词两部分组成，并配有舞蹈动作。根据内容和场合不同，歌、舞、曲各有侧重：用于开场、祈祝、请神等场合的“扎恩达仁”“呀呀仁”和各种“以若”，侧重歌吟叙事，没有明显舞蹈动作；用于跳神、驱鬼等场合的萨满调则侧重于舞蹈动作，以歌、鼓伴舞。

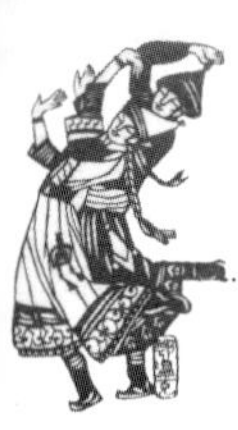

萨满调有各种风格流派，各地区、各氏族乃至各人都有独特的“以若”，如“敖鲁古雅萨满调”“博勒吉盖萨满调”“黄萨满调”“道萨满调”等等。其演唱形式一般都是萨满领唱，助手和众人伴唱，气氛十分浓烈。在内容方面，则多与宗教仪式、驱鬼治病有关，但有时在序歌、插曲中也讲述民族、部族历史和家族史，或为烘托气氛，唱一些与宗教活动毫不相干的内容。

萨满调的结构一般短小，节奏强烈多变，大跳音程较多，带有原始宗教神秘、粗犷的色彩。如：“格耶米”“扎莫花”（黄萨满调）、“跳吧、跳吧”即是这方面的典型代表。萨满调中较多地保留着古代民间音乐和其他文学艺术成分，对研究鄂温克族民间音乐的源流具有重要价值。

4.萨满舞

鄂温克族萨满舞（鄂温克语称“萨满额黑仁”），一般在宗教盛会或治病时进行表演。萨满身穿神衣，头戴神帽，手持神鼓，进行舞蹈。舞蹈的步法有前进、后退、蹦跳、回旋四种类型，并伴有一些激烈的技巧性动作，如，手握神鼓飞快地摇动，脚部快节奏地用力踏地；在一边敲击神鼓一边唱祈祷词的同时，在伴唱人的协助下迅速翻转身，并挺直身体，与地面形成45度角等。伴舞的鼓法主要有挡脸鼓、碎打鼓、飞鼓和煽鼓等，每种鼓法都伴有咒语谐谓音律，节奏感极强。舞蹈时萨满服装上的铜镜、铜铃、铜片等装饰品，有节奏地叮叮当当作响，与萨满吟诵声伴和。整个舞蹈充满原始宗教的神秘色彩。

第三节　鄂温克族传统节日[5]

鄂温克族是一个有着悠久历史和传统文化的民族，在漫长的历史

5　本节内容主要依据全国政协文史和学习委员会暨内蒙古自治区黑龙江省文史资料委员会《鄂温克百年实录》（中国文史出版社，2008）等编写而成。

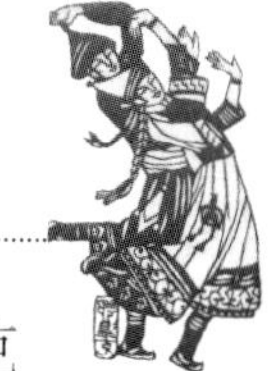

岁月中，形成了独具特色的传统节日习俗，从而丰富和充实了鄂温克人的精神生活。鄂温克传统节日习俗与鄂温克传统舞蹈和体育运动有着密切关系，故有必要进行简略的介绍。

1. 农历腊月二十三

农历十二月二十三日是鄂温克人的重要节日之一，被认为是火神回天的日子。这一天，鄂温克族家家户户都要祭祀火神。其具体祭祀仪式见本章第二节有关鄂温克人的火崇拜部分内容。

2. 除夕

每年的农历腊月三十也是鄂温克族的传统节日之一。这一天，鄂温克人家一般都要供佛。他们将所有佛像都打开，摆上羊肉及各种乳食品、糖果、点心等供物进行供祭。供佛后，则将羊肉撤下，大家共同食用。这天晚上，老者会祝福自己的晚辈像自己一样长寿。而任何人都会吃得饱饱的，因为鄂温克人认为“除夕夜里吃得饱，一年吃喝不会少”。

守岁之后，人们开始挨家挨户互相拜年。拜年者进门后先敬拜火神，然后按辈份大小依次叩拜。也有一些地区的鄂温克人一般不去别人家拜年，而是举行歌舞和男子拔河比赛等娱乐体育活动。从这天晚上直到正月初三，鄂温克人家早晚都要给佛上灯。

3. 农历正月初一

农历正月初一（鄂温克语称“阿涅”）是鄂温克人最重要的传统节日之一。这是鄂温克人辞旧迎新的日子。每到这一天，家家户户都停止劳动，除吃好、穿好之外，还要互相拜年，特别是要对自己的长辈和亲戚磕头拜年。这天晚上，老年人会召集男女老少聚集在一起，尽情地欢乐，尽情地歌舞。歌舞一般先由妇女开始，接着不分男女，大家都跳起舞来，甚至老年人也会参加。

4. 农历正月十五

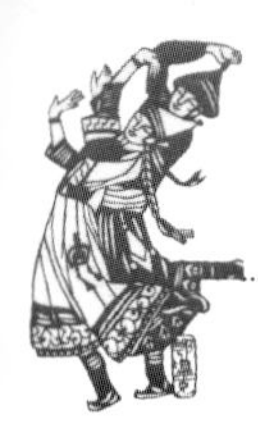

鄂温克人认为，农历正月十五日是佛爷回家的日子。这一天，鄂温克人同样要停止劳动，家家户户都吃饺子，喝酒，尽情地玩乐。其娱乐内容与正月初一相同。鄂温克族自治旗的鄂温克人在这一天还要供肇乌勒·吉雅奇神，供品主要为奶粥和乳制品。

5.农历二月初二

鄂温克人认为，农历二月初二是龙抬头的日子。这一天，鄂温克人要停止劳动生产，尤其禁止狩猎。此外，这一天还禁止用刀子、斧子等有刃的工具。当天需要用刀子制作的食物，则须在前一天准备好。

6.农历五月初五

鄂温克人认为，从农历五月初五开始，水便有了生命。每逢五月初五日，鄂温克人会在天亮之前起床，以河水洗头、洗澡。据称，这样可以治愈所有皮肤疾病。此外，在这天早晨，鄂温克人还要踏着露水采摘白艾蒿，编成草辫后带回家晒干。

7.“罕西”

“罕西”即为清明节，是鄂温克人祭祀已故先人的日子。这一天鄂温克人会备下酒菜和乳、肉食品，向坟地方向洒酒，烧化用金银铂纸制成元宝和日、月等。鄂温克人认为，死人的灵魂要在这一天还乡探亲，行祭的目的是让故去的老人有吃、有穿、有钱花。此外，也有到墓地烧纸、培土的。

8.敖包会

鄂温克人将于野外人工堆砌的石堆称之为“敖包”。此外，在山头上栽上松树，再用石头堆积起来的小石山也被称之为“敖包”。很久以来，每个鄂温克氏族都有自己的敖包，而每个旗和苏木也都有自己的敖包。这些敖包绝大部分都设在山包或山顶。据称，鄂温克人祭祀敖包的目的在于供奉“白那查”（山神），以求年年风调雨顺，四

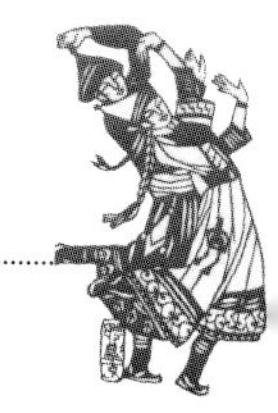

季平安，人畜兴旺。

鄂温克人一般在每年的农历五月十三日祭祀敖包。这一天，人们穿上节日盛装，从四面八方赶来参加祭祀活动。他们为敖包献上祭品，在敖包上添上石块，并插上新的柳条，在柳条上献上“哈迪”以及五颜六色的绸缎，点燃香烛和“刚嘎”草（亚洲百里香），面向太阳，在德高望重的老人带领下向敖包敬酒，口中念“胡列、胡列……”，从四面向“敖包”叩拜。仪式结束后，人们举行赛马、摔跤、射箭等各项体育活动，还会载歌载舞，欢欢乐乐地结束一年一度的敖包盛会。

关于祭敖包，在鄂温克民间还流传着一个这样的传说：很久很久以前，在一个鄂温克人聚居的部落，有一个“乌娜吉”（鄂温克语，意为：姑娘）的灵魂变成了鬼，时常在夜间出现扰乱人们的生活，带来各种灾难，使人们不得安宁。人们无奈请来了萨满，将“乌娜吉”的鬼魂招来，扔进了燃烧的火中。全部落的男女老少跪在火堆前，祈祷说：“我们为你杀牛宰羊，把你当神仙供祭，萨满穿上神衣看着你吃饱喝足，愿你火一样的血与火一起燃烧，你纯洁的灵魂升上天变成明亮的星星，你留在大地的白骨埋在石头下压着，从此以后你不要给本部落带来灾难，让我们的日子像大兴安岭的密林一样旺盛，像樟子松一样四季长青，像满德尔花一样盛开，让我们的牛羊满山遍野，像草木一样布满草原。”

祈祷仪式后，全部落的人把“乌娜吉”的遗骨送到部落西边大石头下压住，不让她的灵魂飞出来给人们带来灾难。此后，人们每年定期在那块大石头上添上几块石头。行人路过这里时也添上几块石头。这样，日积月累就形成了今日的“敖包”。而祭祀“敖包”也代代相传下来，慢慢地演变成为一种民俗。

9. “米阔鲁”节

“米阔鲁”节是鄂温克人的丰收节，一般于五月二十二日举行。

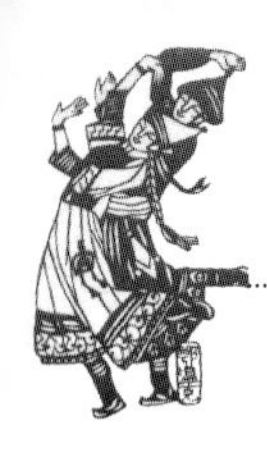

这一天，全部落的青壮年会聚集在一起，从“尼莫尔”（放牧小集团）的一家开始，挨家挨户进行给马烙印、除坏牙、剪耳记、剪鬃尾，以及给羊割势和剪耳记等一系列的生产活动。他们从马圈里套出两岁的马放倒，剪鬃、割尾梢、割耳记，并将鬃尾和耳记交给畜主点数保存。马的主人则用早已烧红的畜印于马后腿右侧烙印。在为献给萨满的马剪耳记时，主人会用木碗盛来一碗牛奶，由马的两耳中间直洒到尾根，然后与其他马一样放走。

然后，人们会给羊割势和剪耳记。当开始给羊割势、剪耳记时，老人们会根据传统的风俗习惯，将羊群中的母羊羔赠予自己的外甥、侄儿和女儿等亲人，祝福他们以后拥有更多、更好的羊群。

最后，大家身着节日盛装，依次参加各家举行的宴会。宴会一般按照鄂温克人先茶后酒的习惯进行。敬酒时，男女主人手捧托盘，盘里放置两个酒杯，按席位的顺次，由首席依次敬让。当敬完一圈时，主人拿出一条“哈迪”，向给羊割势的人敬礼致谢，同时郑重地向大家报告自家幼畜的数量，而接受“哈迪”者则致以简短的祝词，如“祝主人所有牲畜旺盛，烙印割势的数字与岁俱增”等。

10. “米特尔”节

“米特尔”节是鄂温克传统节日之一，一般在农历十月二十六日举行。这天，牧工会上工、交工，并把种羊放进羊群里。鄂温克人认为，这一天是气候变冷的转折点，从此可存放冻肉。他们从这一天开始宰杀牛羊，将肉储存起来，以备冬春两季之需，同时确定将要出卖的牲畜等。

11. “瑟宾”节

“瑟宾”节（“瑟宾”为鄂温克语，意为欢乐祥和）是鄂温克族古老而传统的节日。鄂温克族是古老的森林民族，据记载，在古代，“瑟宾”节由部落首领主持，猎人们在落叶松的间隙里点燃篝火煮熊肉、熊脖子、熊头，围着篝火载歌载舞，祭祀山神。到了夜晚，则

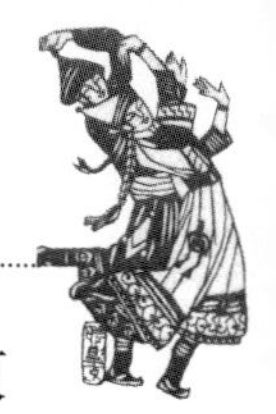

举行盛大的晚宴，部落酋长召集族人，吃熊肉、喝熊肉汤。宴会结束后，猎人们成群结队地寻找理想树，把熊的颅骨盖挂在树技上，以示纪念，然后围着篝火载歌载舞，在欢乐祥和的气氛中渡过整个夜晚。

遗憾的是，由于没有本民族的文字、历史上频繁的的迁徙，以及交通不便、各部落间缺少交流等原因，“瑟宾”节曾一度遭遇失传的命运。1993年，根据鄂温克族干部、群众要拥有本民族节日的要求和愿望，内蒙古自治区鄂温克族研究会第三届会员代表大会对研究会征集到的相关意见和方案进行了认真细致的讨论，最后决定继续沿用鄂温克古老而传统的节日名称“瑟宾”作为本民族的传统节日名称，并将节日时间选定在鄂温克族恢复和统一族称的6月份（1957年）——最后时间定为6月18日，暂定“彩虹”歌舞为节日歌舞。1994年6月8日，根据鄂温克族自治旗人民政府[1994]24号《关于确立鄂温克民族节日“瑟宾”节的建议》，鄂温克族自治旗人民代表大会常务委员会做出批复，确定每年的6月18日为鄂温克民族节日“瑟宾”节。

1994年6月18日，在巴彦胡硕敖包山，鄂温克族自治旗举行了首次庆祝鄂温克族“瑟宾”节活动。这一天，牧民们身着节日盛装尽情欢歌，跳起了“彩虹舞”“努日给勒”舞、“乌日切”舞等鄂温克传统舞蹈，同时还举行了“抢枢”“抢银碗”、赛马、摔跤、搬棍、劲力等传统体育项目比赛。当天夜晚，人们燃起篝火，迈着优美的舞步，沉浸在节日的欢乐中。

与此同时，在内蒙古自治区呼伦贝尔盟境内的8个民族乡、旗市鄂温克族研究会、黑龙江省鄂温克族研究会、兴旺鄂温克民族乡也都举行了庆祝“瑟宾”节的活动。

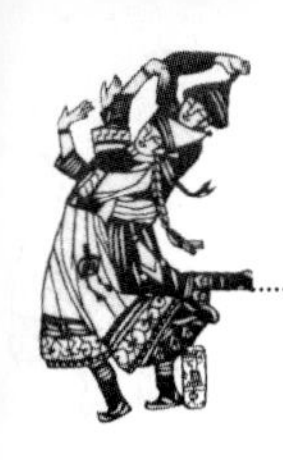

第四节　鄂温克族丧葬习俗[6]

鄂温克族一般对死者举行土葬。过去在部分鄂温克族地区曾有过风葬和火葬的习俗。同一氏族有共同的墓地，但因于雷击、难产和枪击死亡者不被葬入共同的墓地。

一、老人的丧葬

不同地区鄂温克人的有关老人的丧葬习俗各不相同，现分别介绍如下。

1.鄂温克族自治旗鄂温克人的丧葬习俗

鄂温克族自治旗鄂温克人十分重视老人的葬仪。老人去世后，先要给死者换上新衣服，在死者铺位上方搭蓝布帐篷，死者头前供桌上摆放熟羊肉、乳制品、果点等，再装上一袋烟放在死者头前，并在灵前烧金银箔纸。死者死亡时间若为夏季须当日送葬，若为春秋和冬季则在家停灵柩数日，其间，要通知同氏族成员和亲属前来吊唁。装殓时，将棺木放在蒙古包外铺位旁，将死者从蒙古包的木架下抬出，放进棺内。棺木呈长方形，头高足低，多为松木制成，一般不涂颜色。送葬时用牛车拉棺，死者的儿子要牵牛走在前面，途中有亲属轮换赶车以示孝敬。如果送葬途中需渡河，则须将事先备下的纸钱扔到河里，以防冒犯水神。

过去，鄂温克人请萨满跳神发丧，信奉喇嘛教后，则一般请喇嘛念经引路送葬。在埋葬遗体之前，须先由萨满或喇嘛向山神请求坟地，并用一条新的白毡铺在坟地上，再用锹启土作为记号，以便把棺材按记号埋葬或安放，事后，则把这条毡子献给萨满或喇嘛。过去富

6　本节主要根据内蒙古自治区调查组《鄂温克族社会历史调查》（内蒙古人民出版社，1986）、柳华《新疆鄂温克人》（《鄂温克研究》2000 年第 1 期）等编写而成。

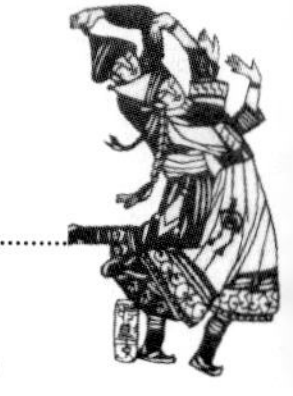

裕人家，也将银元宝、碎玉、珊瑚、四季衣靴等物，放进棺内殉葬，甚至用套棺（即双层），并在墓地搭一个蒙古包，殉以所有用具。

葬后第3天，要烧纸、烧金银箔纸做成的日、月，埋进死者头顶稍前的地方。再请长者或喇嘛在黄纸上写上死者的姓名、日期和祭者的姓名，在蒙古包外朝着埋葬死者方向几十米处烧掉。之后，将原住蒙古包向前移动一下，同时要在蒙古包原址死者铺位处放置一块石头，撒一些稷子，认为这样对子孙吉利。如死者家所住为土房，也要请喇嘛念经除污。

过去，儿女们为父母服孝，须穿白色衣服，孝期为3个月。儿子在穿孝的同时，也扎白色腰带。如果死者是母亲，白腰带一端要从腰间向上，通过右肩而夹到腰背上，以表示感恩，意味着母亲是打开右襟的纽扣喂奶养育了自己。如果死者是父亲，腰带的一端要由腰间通过左肩而夹到背面的腰带里，意味着感谢父亲用肩力负担了对自己的养育。所以一看腰带的结法，即可判知是丧父还是丧母。

此外，在老人死后，要做一红或黄色方形褥子（鄂温克语称“特布兹”）。每逢过年和清明节，就拿来出放在老人在世时住的位置上，放上一些供物，向褥子叩头行祭。过3年后即废去，把褥子拆掉或烧掉。

2.内蒙古阿荣旗鄂温克人的丧葬习俗

内蒙古阿荣旗鄂温克人办丧事时，给死者穿寿衣后，将遗体停放在屋中间的一块木板上。子女亲属要为死者守灵，在守灵时还请人吟唱死者生前所做的好事。如果死者是70岁以上的人，则被认为已成“佛”，全氏族的人都来参加丧葬。埋葬时，要抬到家族坟地埋葬。

这一地区鄂温克人给死者的陪葬之物，男女有别。若为男人，陪葬物有烟袋、烟荷包、小刀、小锅、火镰等，若为女人则有头巾、烟袋、烟荷包、耳环、镯子、戒指等。埋葬前，要在死者头前连续打3次火镰，以示告别。子女在服孝期间禁止喝酒、理发，禁止参加娱乐活

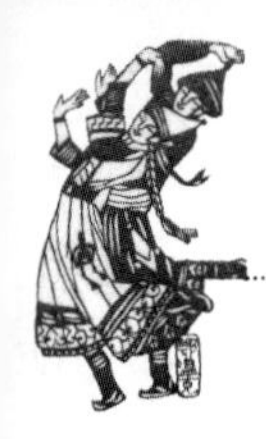

动和与人争吵打架。清明节时，则须为死者烧纸培土。

3.新疆鄂温克人的丧葬习俗

新疆鄂温克人的丧俗为棺殓土葬。当老人去世后，由长辈或者同辈人把死者的脸、手洗干净，再给死者穿上寿衣（年长的老人一般都在其生前就准备好寿衣），用白纸蒙脸，安放在铺有褥子、放有枕头的木板上。死者头前供桌上放鸡、烟、糕点等供品，灵前放一个烧纸盒，以供亲友烧纸用。前来吊唁的亲属都要烧纸、敬烟、敬酒、磕头，这时儿女们也陪着磕头表示感谢。入殓时，死者的亲属都要参加。如果死者为女性，则须等娘家人到来后方可举行入殓仪式。入殓前在棺材里铺上一层布，棺壁上贴日、月图形，放入烟、烟袋、有豁口的碗和筷子，然后，把死者连同褥子放到棺材里，揭开蒙面纸，让子女及亲属与死者告别。一般3～5天出殡，棺材由死者的儿子和亲属抬到车上。下葬时，由一位长者宣读祭文和亲友们的礼品单，再将3杯酒敬洒在地上，然后动土埋棺。死者死后第3天、7天、百天和一周年，子女们必须上坟烧纸。此外，在年三十和清明也要上坟烧纸、培土。

4.内蒙古敖鲁古雅鄂温克人的丧葬习俗

内蒙古敖鲁古雅鄂温克人的丧葬习俗在受东正教影响的同时，也保留了本民族传统的丧葬习俗。敖鲁古雅鄂温克老人去世后，要先为死者梳洗好，换上白色衣服装入棺材，将死者用过的烟盒、杯子、水壶等损坏后放入棺内（也有放一耶酥像和四块点心的）。将棺材抬出之前，杀一两只黑色驯鹿，搭一四柱的棚（鄂温克语称“德利”），将驯鹿头放在日落的方向，意味着驯鹿驮走了死者。对于死者的用具，除将猎枪和刀子留给其亲人外，衣服铺盖等东西全部烧掉。送葬途中，抬棺者必须休息3次。埋葬死者后，于坟前立一十字架。所立十字架因死者的年龄、性别的不同而有所不同。送葬的人在离开坟地前，须绕行十字架3周，并在坟旁生烟，绕行烟火3周，认为，这样在

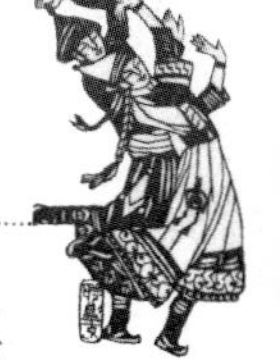

以后才能继续打到野兽。子女为父母服孝期间，不刮脸、不理发，其长子可以留胡须。葬后每隔3年上一次坟，不管坟地多远也一定要去，直至9年以后。此外，如果在旅行或行猎过程中路过长辈坟旁，必须敬烟后才能走。

5. 陈巴尔虎旗鄂温克人的丧葬习俗

陈巴尔虎旗鄂温克人的丧葬习俗，同样在一定程度上受到了东正教的影响。老人去世后，先用“刚嘎”草煮水为死者清洗身子并梳头，然后换上衣帽——如果亡故者为女性则戴头巾，为男性则戴新帽，衣服则是按季节穿戴。停灵时，将遗体头朝西北，脚向东南放置，并将耶酥像立于其足根处。入殓时，在遗体下铺上褥子和白布，并用白布蒙上遗体。送葬时由牧师念经引路。在没有东正教堂的地方和不信奉东正教的人家，则请萨满跳神引路送葬。一般是先杀一只黑色的羊羔，送葬时，将羊送到葬地上供，还要给萨满一些礼物。

送葬后第3天、20天、40天、一年和二年都要进行追悼，还要将所住的蒙古包移动一下，改换其在部落内的位置。追悼会一般在已改换位置的蒙古包内举行。如果所住是固定房屋，则须用火烧“刚嘎”草熏室内。该地区的鄂温克人没有带孝的习俗，死者的家也不做特殊的记号，而且男性和女性的丧葬习俗也没有区别。

二、其他人的丧葬

在鄂温克族丧葬习俗中，对于寿终正寝者之外的其他死者，则依据其死亡情况的不同而采取各种不同的丧葬方式。

对于因雷击而身亡的人，不请喇嘛念经，而是请萨满跳神发葬。对于死者也不进行土葬，而是埋四根木杆，上放横木，将死者用白布包裹，放在横木上进行丧葬。鄂温克人人为，雷来自于上天，应还雷回天，故雷击身亡者不能进行土葬。

对自缢身亡的人，一般不举办葬礼，而是死者死在哪里就埋在哪

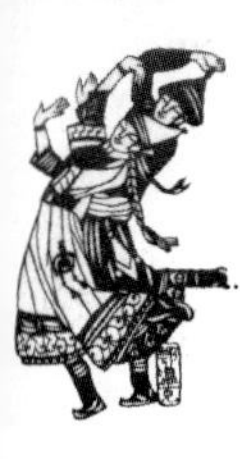

里。

对因患疯病或产后死亡的死者，则须采取火葬。

幼儿死亡，一般不进行土葬，而是装入白布口袋扔掉，其地点多选择山的阳面、水草茂盛的地方。不过，内蒙古陈巴尔虎旗鄂温克人的丧葬习俗则较为特殊，一般将幼儿遗体用洁白的布包裹后埋葬，或放入小型木棺中埋葬。该地区的鄂温克人认为，小孩是纯洁的，不需要请牧师念经，自然便会走向光明之路。

子辈的人死后，如已有子嗣，则也要装棺。送葬时，由晚辈或儿童拉车。儿媳死后也可埋葬，但埋葬的位置要相对居下。

养婿、养子死后，一般根据养父母和亲生父母两家的意愿进行埋葬。对已有子嗣的一般要在养父母家墓地埋葬，对于无子嗣者则一般要送葬到亲生父母家的墓地。

三、萨满的丧葬

鄂温克萨满教认为，“萨满”可以交往于人与神之间，他能以法力为人们驱鬼治病、祈福降恩。因此，萨满的葬礼不同于其他人的丧葬，极为隆重，且独具特色。

1. 内蒙古鄂温克旗鄂温克萨满的丧葬

对于用巴尔虎蒙古语跳神的萨满的安葬方式为，于木制爬犁上设布篷，将萨满遗体安放在爬犁上安葬。用鄂温克语跳神的萨满去世后，则将其遗体装入木棺安葬，而且装棺时，须将遗体从门运出，而不能像普通人的遗体那样从蒙古包架下运出。将萨满遗体送到安葬地点后，不进行土葬，而是放在地面上风葬。安葬后，要如同在家里一样，放上羊肉、酒、乳制品等供物。当棺木和尸体完全腐化后，其亲属和信徒要堆集一些石头，以便记住埋葬的位置，进行祭拜。至于安葬萨满的地点，则由其他萨满跳神决定。据称，这样所选定的地点是向山神求得的安葬之地，同时也是死者的灵魂所指示的地点。

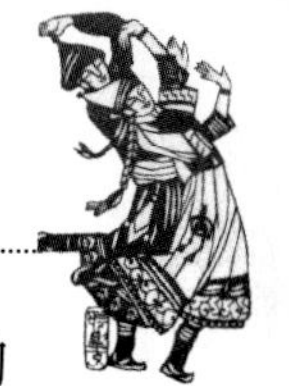

萨满在世时所乘用的马匹和鞍具等物须全部留在墓旁。其主要的法衣“扎瓦”则要留到家中，以备将来继任萨满穿用。萨满生前跳神所用的鼓，如果有两个，则将一个送葬于墓旁，将另一个留在家中，以备将来继任萨满使用。其留到家里的法具，要用木架撑起来存放，有时对法具也进行祭礼。至于献给死去萨满的马匹跑回家来以后，不能和其他马同样对待，可以使用，但不能出售。马老死后，则要继献一匹，认为不能让死者徒步行走，始终要有马骑。

萨满死后，其子弟带半孝，即把一小块白布缝在帽子或衣服上，孝期一般为90天。萨满的妻子则要穿白孝服，带全孝，孝期为3年。此外，继任的新萨满死后，可以安放在前任萨满的墓旁。如继承者为前任萨满的女儿，即便已出嫁，死后也要安放在她娘家父亲的墓旁。

2. 内蒙古陈巴尔虎旗鄂温克萨满的丧葬

内蒙古陈巴尔虎旗鄂温克萨满去世后，要用“刚嘎”草煮水清洗遗体，换上衣帽，并请其他萨满跳神引路。送葬前供羊，运出遗体时，打开蒙古包由门的西侧开缝运出，而不从门运出。

安葬时，堆石为墓，在石堆上搭建柳条棚，盖上白布或白毡，将遗体坐放在里面，而不放卧。对于萨满的鼓和鼓槌等法器，按萨满的遗嘱挂到其指定的松树上。萨满的“舍卧刻”以及法衣等则都挂到墓后。送葬时，为萨满在世时献过祭的马备上全鞍，牵到墓地绕行墓9周，并告知已故萨满称“这是你在世时所骑用的马，献给您骑用”等。然后，解下马鞍放在墓旁，将马放开。马自然会跑回家去，马身上的一些用具则照样留在那里。

萨满去世后第9天，须到墓地举行一次追祭（鄂温克语称“陶儒”）。萨满去世后第9年则举行最后一次追祭。

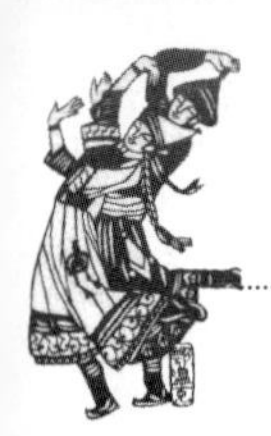

第二章　鄂温克族历史上的医药

鄂温克族人口数量少、没有形成本民族的文字、其医药发展在解放前未能脱出“巫医合一”的阶段、未能形成近代或现代意义上的医疗制度、史料极度缺乏等因素，使对鄂温克族历史上的医药进行系统梳理带来了极大的困难。本章将依据现有零星史料，从鄂温克族在历史上享有的医疗服务和鄂温克族历史上所具备的医药保健知识两个方面，对鄂温克历史上的医药进行初步的介绍。对于鄂温克族在历史上所形成的保健文化，本书则将在第四章中予以介绍。

第一节　鄂温克族在历史上所享有的医疗服务[7]

除占有主导地位的萨满跳神治病和以萨满教为背景的民间医药服务外，鄂温克人在历史上还曾享蒙医药服务、军旅中的中医药服务和中原地区的中医药服务等。鄂温克族在所享有医疗服务方面所表现出的这一多样化特征与不同文化传统对于鄂温克文化的影响，以及鄂温克人久在军旅的历史背景等具有密不可分的联系。

一、军旅及中原地区的医疗服务

索伦八旗将士在清代堪称劲旅，从清初对雅克萨的收复直至同

7　本节内容曾以《鄂温克族在历史上所享有的医疗服务》为题发表于《前沿》杂志2011年第9期。

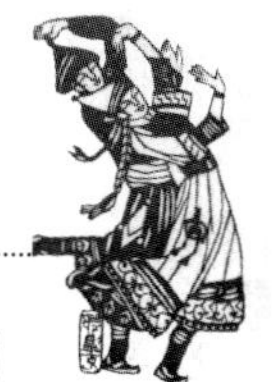

治、光绪两朝对于新疆的增援等等，前后参战六七十次，对反对外国侵略、维护祖国统一和保卫祖国边疆发挥过重要作用。连年的征战，使鄂温克族人丁锐减，户口凋零，以致嘉庆、道光年间早已出现鄂温克族士兵不敷调用的情况，而一经出征即十数年不归，也成为了鄂温克士兵常有之事[8]。在这一背景下，久居军旅的鄂温克将士于军中染病的情况时有发生。据《清高宗实录》，乾隆三十一年（1766）二月，朝廷曾对将军明瑞等所奏"……且索伦等兵病者甚多，其别部落人等，亦染时症，请将遣驻雅尔兵，稍缓时日，以纾马力"的请求给予了批准[9]。在这一史料中，索伦士兵染病，成为了稍缓派兵的原因之一。可见其染病士兵数量之多、形势之严峻。据同一史料，同年三月，针对明瑞所奏"伊犁去岁，索伦官兵染疾患病者多。索伦达呼尔等牧放牲畜，亦多倒毙"的具体情况，乾隆皇帝又做出羊只免于赔偿、牛马"暂免坐扣"的决定。[10]在这里，"索伦官兵染病者多"也成为了乾隆皇帝做出相关决定的原因所在。此外，《黑水先民传》称，索伦协领阿第木保于乾隆三十四年（1769）"染瘴卒于军"[11]。而《黑龙江纪略》则称，鄂温克官兵"其庆生还者十不一二也，不死于战争的刀枪，即死于瘴烟……之地"[12]，可见，于军中染病，曾对鄂温克将士的生命构成了极大的威胁。

那么，久居军旅的鄂温克将士曾享有怎样的医疗服务？据《清高宗实录》，乾隆三十四年（1769）五月癸未日，针对选派鄂温克士

8　《鄂温克族简史》编写组．鄂温克族简史［M］．呼和浩特：内蒙古人民出版社，1983：68-72.

9　《清高宗实录》卷755，载：巴德玛等．鄂温克族历史资料集（第一辑）［Z］．海拉尔：内蒙古文化出版社，1993：132-133

10　《清高宗实录》卷757，载：巴德玛等．鄂温克族历史资料集（第一辑）［Z］．海拉尔：内蒙古文化出版社，1993：133.

11　《黑水先民传》卷13，载：巴德玛等．鄂温克族历史资料集（第一辑）［Z］．海拉尔：内蒙古文化出版社，1993：289.

12　《鄂温克族简史》编写组．鄂温克族简史［M］．呼和浩特：内蒙古人民出版社，1983：71-72.

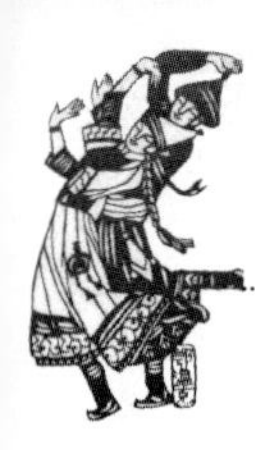

兵发往云南一事，乾隆曾下旨："至兵丁等，生长口外，此时初行内地，已有不服水土之人，将来天气炎热，恐长途易生疾病，著传阿思哈，选医生沿途随往备用[13]。"而乾隆五十八年（1793）正月辛酉日，针对福康安"所称分赏索伦满汉屯土各官兵，衣履银牌牛羊等项，并照料病兵费用，除将恩赏银两给发外，尚用银两二万余两，请公捐归款一节"，乾隆则下旨"准其作正开销"[14]。两条史料都明确记载了清政府针对鄂温克官兵于军中染病所采取的应对措施。其中，前一条史料说明，对于出兵云南的鄂温克将士，清政府虑其因水土不服、长途奔波和天气炎热而在军中染病，曾"选医生沿途随往备用"。后一条史料则说明，清政府曾"准其作正开销"鄂温克患病兵丁在营中养病所需费用。此外，据《东华录·康熙朝实录》，康熙二十六年（1687）正月谕："黑龙江将军萨布素，自雅克萨城解围以来，闻军士间有患疫者，此皆属满洲精兵……今特遣太医院医官二人，赍药前往治之。"[15]而康熙二十四年（1685）至康熙四十五年（1705）清政府还曾由太医院选派医官两名到黑龙江墨尔根随军服务，每年更换一次。[16]黑龙江墨尔根是驻防重地，曾有鄂温克将士驻防，而在收复雅克萨的战斗中亦有鄂温克士兵参战，《东华录·康熙朝实录》所谓"满洲精兵"应包括了鄂温克将士。可以说，二者都说明了鄂温克士兵在军旅中所享有的医疗服务的情况。

值得指出的是，鄂温克高级将领在医疗服务方面则享有一定的特权。据《龙城旧闻》，索伦名将莽喀察于乾隆三十六年（1771）在金

13 《清高宗实录》卷834，载：巴德玛等.鄂温克族历史资料集（第一辑）[Z].海拉尔：内蒙古文化出版社，1993：141.

14 《清高宗实录》卷1421，载：巴德玛等.鄂温克族历史资料集（第一辑）[Z].海拉尔：内蒙古文化出版社，1993：200.

15 朱克文等，中国军事医学史[M].北京：人民军医出版社，1996：88.

16 朱克文等，中国军事医学史[M].北京：人民军医出版社，1996：88.

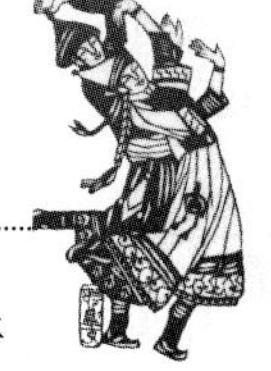

川战役中“左肘被创”，后曾“回卧龙关就医”[17]。这表明，除享有普通兵丁所享有的医疗服务外，鄂温克高级将领在负伤或患病时，有时还享有撤出战斗到附近城市就医的待遇。可见，与普通兵士相比，鄂温克高级将领所享有的医疗服务更趋多样化。

已有研究表明，清代在成立新军之前，军队并无常设军医，遇有一般高级将领患病或负伤，如果军情紧急或病势较轻则或是派遣御医或医官前往令其在营调养，或是令其到附近城市就医，如果病势严重，则给假返里或回京医治。对于一般兵士，则在夏季及疫病流行时或战时由太医院配发相关药品，对于受伤或患病兵士则战时在营调养，战后遣回医治。[18]由上可见，鄂温克将士于军旅中所享有的医疗服务亦基本未超出这一范围。

在历史上，除军旅中的医疗服务外，一些鄂温克人也曾享有关内地区较好的中医药医疗服务。《龙城旧闻》称穆图善“贫老就依，体恤至周，病则若医药，殁则不惮重赀舁归故里”[19]。穆图善曾任陕甘总督等职，自可享有中原地区较好的中医药医疗服务，而这里所谓“病则若医药”中的“医药”，自然应是指中原地区较好的中医药医疗服务。此外，现有资料表明，鄂温克人在历史上也曾与内地商人有过密切的商贸往来，但从20世纪五六十年代有关阿荣旗查巴奇乡（今查巴奇鄂温克民族乡）、鄂温克族自治旗辉苏木的社会历史调查可见，[20]其所购买的主要商品中并无药品一项，由此可知，中医药对鄂温克族聚居区鄂温克人的影响可能是很小的。

17　《龙城旧闻》卷 2，载：都古尔巴图等，鄂温克族历史资料集（第二辑）[Z]. 鄂温克族自治旗民委古籍办、呼伦贝尔盟民族事务委员会古籍办内部资料，1996：92.

18　朱克文等，中国军事医学史 [M]. 北京：人民军医出版社，1996：88.

19　《龙城旧闻》卷 2，载：都古尔巴图等，鄂温克族历史资料集（第二辑）[Z]. 鄂温克族自治旗民委古籍办、呼伦贝尔盟民族事务委员会古籍办内部资料，1996：94.

20　内蒙古自治区编辑组 . 鄂温克社会历史调查 [M]. 呼和浩特：内蒙古人民出版社 1986：80-89，443-447

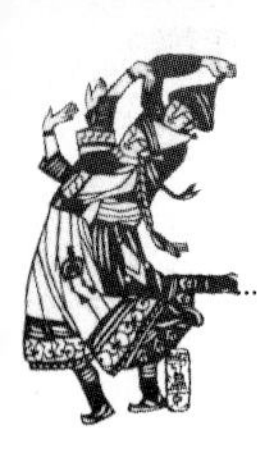

二、萨满教与民间医药服务

萨满教是鄂温克族传统的宗教信仰。中东铁路经济调查局编《呼伦贝尔》称：“索伦人几全为巫教，崇奉喇嘛者，殊不多睹。”[21]上牧濑三郎在《索伦族之社会》则中指出：“该旗（指索伦旗，其行政区划大致包括今鄂温克族自治旗、陈巴尔虎旗特尼河苏木、海拉尔市建设乡、牙克石市兴安岭以西滨洲铁路沿线地区等——引者注）有264名喇嘛，都是布里亚特及巴尔虎等蒙古族，索伦族出身的只有1名。信仰喇嘛教在族内得不到承认。”[22]可见，萨满教在鄂温克传统文化中占有极为重要的地位。对于崇信萨满教的鄂温克人而言，请萨满跳神治病曾是他们在治疗疾病时的主要选择。《呼伦贝尔志略》称“而属黑教之人民，其疾病之来源则属于黑教之鬼神。……惟萨满者乃以通黑教鬼神之消息者也，故属于黑教之人民，罹疾病时，试用医药无效，喇嘛无灵者，其结果必聘请萨满以治之，若惟一信仰者，则不用医药、喇嘛，专诚托赖黑教之鬼神，一惟萨满之言是听也。”[23]永田珍馨在其《驯鹿鄂伦春族》中，在谈及敖鲁古雅鄂温克人的宗教信仰时也称：“而萨满教的势力也是牢不可破的，比如他们在患病时不靠医疗，专门由萨满祈祷医治……”[24]可见，萨满教所提供的医疗服务曾是鄂温克人所享有的主要医疗服务。

那么，试图借助于超自然力量治愈疾病的鄂温克萨满教对于治疗疾病究竟具有怎样的作用？笔者认为应从以下两个方面认识这一问

---

21 中东铁路经济调查局编《呼伦贝尔》，载：都古尔巴图等，鄂温克族历史资料集（第二辑）[Z]. 鄂温克族自治旗民委古籍办、呼伦贝尔盟民族事务委员会古籍办内部资料，1996：121.

22 上牧濑三郎．索伦族之社会 [A]. 内蒙古大学中共内蒙古地区党史研究所，内蒙古大学内蒙古近现代史研究所．内蒙古近代史译丛（第二辑）[C]. 呼和浩特：内蒙古人民出版社，1988：169.

23 《呼伦贝尔志略》，载：都古尔巴图等，鄂温克族历史资料集（第二辑）[Z]. 鄂温克族自治旗民委古籍办、呼伦贝尔盟民族事务委员会古籍办内部资料，1996：118.

24 永田珍馨著，奥登挂译．驯鹿鄂伦春族 [J]. 内蒙古自治区鄂温克族研究会．鄂温克族研究文集（第二辑，下）[C]. 内部资料，1991：349.

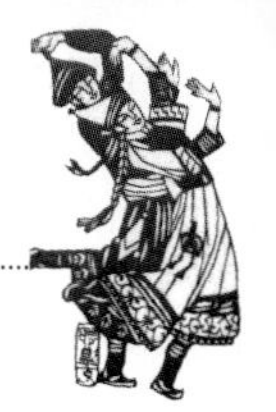

题：

1. 萨满跳神治病具有心理医疗的作用。研究者有关锡伯族萨满教的研究表明，锡伯族萨满教具有心理医疗功能。这一研究指出，心理异常可能导致多种疾病，而“萨满在歌、舞、乐三者浑然一体的‘跳神’场景中治疗患者，实际上是在全民族共同的文化心态基础上运用了信仰疗法，这会很容易对患者的心理产生积极暗示、移情、安慰等效应，从而使他调整情绪秩序，强化自我意识，消除异常心理，逐渐康复”；跳神治病的方法“让萨满与患者之间产生强烈的心理互化作用”，能够对患者产生积极效果；“萨满‘跳神’治病是在集体参与下进行的，这对患者具有更大的鼓舞和安慰效应，能够极大地提高患者心理上的自信。”[25]有关锡伯族萨满教心理医疗功能的上述结论，对于鄂温克萨满教应同样适用。

2. 从萨满中分化出来的鄂温克整骨医师等神职人员可以为患者提供骨伤治疗等医疗服务。有关蒙古族萨满教与蒙医药关系的研究表明，在蒙医药的历史发展过程中，萨满教曾对其产生过重要的影响。在蒙古族萨满教中已出现作为专业接生人员的Udugan或Edugan，以舞蹈的形式治疗精神类疾病的安代博和医治骨折的整骨博等专门人员。[26]这一结论在某种程度上也适用于鄂温克萨满教。仅就整骨疗术而言，课题组的初步调查表明，鄂温克民间整骨疗术与萨满教之间的关系较为复杂，对患者实施整骨疗术的民间整骨医师既可以是萨满教的神职人员——萨满，也可以是并非萨满的其他人，而也并非所有的萨满同时就是民间整骨医师。因此，将鄂温克民间整骨医师直接理解为萨满是错误的。不过，值得注意的是，鄂温克萨满教对于整骨医师的产生却给予了一种神秘主义的阐释，它或是认为整骨医师的产生是被神灵选中的结果，其征兆为患有某种疾病，或是认为整骨医师相关技艺系

25　佟中明．论锡伯族萨满神歌的心理医疗功能［J］．西北民族研究，2004（2）：188-194.

26　策・财吉拉胡．宗教信仰对蒙古医学的影响［J］．中华医史杂志，1999（4）：92-95.

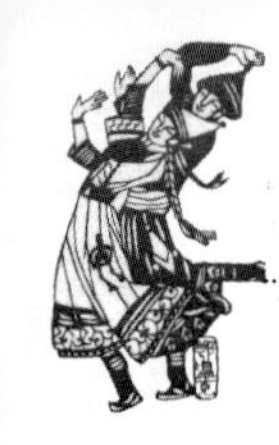

神灵托梦所得等。总之，鄂温克萨满教对于民间整骨医师的产生给予了与萨满的产生相同或相近的宗教阐释。由此，将鄂温克民间整骨医师视为从萨满中分化出的专门人员当较为恰当。由萨满分化出的民间整骨医师可以治疗脑震荡、骨折等，在历史上，它对保障鄂温克人民的生命健康曾做出过重要贡献。现有调查表明，在鄂温克族自治旗仍有民间整骨医师对患者实施治疗的案例。[27]

有研究者认为“萨满教医药与疗术内容丰富，包含传统医学的诸方面，如药物学、内科学、外科学、解剖学、卫生保健、疾病预防、婚育指导、产婴护理以及心理疗法、运动疗法……堪称北方民族的原始医药学”[28]。就鄂温克萨满教而言，这一说法也具有一定的合理性。课题组的初步调查和研究表明，萨满教的确与民族医药有着某种密切联系，如曾是萨满的鄂温克老人阿拉腾德力格尔拥有丰富的民间医药知识，而对于鄂温克民间民族医药给予较全面整理的何秀芝老人出生于萨满世家。[29]但值得指出的是，萨满在跳神治病过程中并不对患者实施药物或疗术治疗，据说也不存在患者向萨满求药的情况。而为患者提供药物、疗术治疗的，正是整骨医师等萨满教神职人员。

除萨满教所提供的心理治疗和整骨疗术等医疗服务外，居于本土的历史上的鄂温克人还曾应享有鄂温克民间医药服务。已有研究表明，鄂温克人在历史上已经具有丰富的医药知识，[30]而近年的相关调查也为此提供了有力佐证。如，乌尼尔的鄂温克族民族植物学研究共搜

27　伊乐泰，娜仁其其格.索伦鄂温克民族医药初步调查报告[J].中国民族医药杂志，(国际民族医药发展鄂尔多斯论坛既国际传统药与创新药学术研讨会论文专辑)：300～301.

28　郭淑云.神秘色彩的北方民族原始医药学—萨满医药与疗术[J].西北民族研究，1998(2):172-179.

29　杜彬.民间非物质文化传承人——何秀芝[A].全国政协文史和学习委员会暨内蒙古自治区黑龙江省文史资料委员会.鄂温克百年实录[C].北京：中国文史出版社，2008：1227-1228

30　包羽等，鄂温克族历史上的医药知识初探[J].中国民族医药杂志，(国际民族医药发展鄂尔多斯论坛既国际传统药与创新药学术研讨会论文专辑)：266-271.

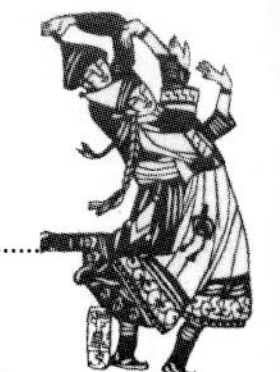

集到呼伦贝尔鄂温克族民族药用植物近20种。[31]却扎布等的初步调查认为，敖鲁古雅鄂温克人的常用药物有几十种之多，其所搜集到的常用药物共有11种（类）。[32]伊乐泰、娜仁其其格的初步调查共搜集到索伦鄂温克民族药物11种，民间医技、医法一种。[33]而何秀芝《鄂温克族民间医病偏方》所搜集整理的鄂温克民间偏方、疗术、疗法则达上百个（种）之多。[34]这些医药知识并非一朝一夕即可形成的，它必然经历了一个较为长期的历史发展过程。在历史上鄂温克民间医药偏方、疗术对于保障鄂温克人的生命健康应做出了重要贡献。有关研究指出，满族自古全赖萨满跳神治病，而“直至清初有了医药的端倪，满族人才‘病轻服药，而重跳神’或跳神后，结合部分医药针砭术治病”[35]。前已述及，《呼伦贝尔志略》称，除唯一信仰萨满教者如遇患病只请萨满跳神外，其他鄂温克人则在“试用医药无效，喇嘛无灵者”时必请萨满跳神治病。可见，鄂温克本土医药也经历了类似于满族医药巫医分离的发展阶段，而鄂温克人在患病时对于萨满跳神治病与医药治疗（包括民间医药治疗）的选择也与清初的满族极为相近。

三、喇嘛教与其他医疗服务

藏传佛教对一些地区的鄂温克人曾产生过巨大的影响。如鄂温克族自治旗地区每年曾有喇嘛念经主持祭祀水神的活动，同时，这一地区也曾有喇嘛念经为死者送葬的丧葬习俗。在这一背景下，与藏传佛

31 乌尼尔．呼伦贝尔鄂温克民族植物学的研究［D］．呼和浩特：内蒙古师范大学出版社，2005：30-36.

32 却扎布，齐波热，敖嫩．雅库特鄂温克民族药物初步调查报告［J］．中国民族医药杂志，1996（3）：38.

33 伊乐泰，娜仁其其格．索伦鄂温克民族医药初步调查报告［J］．中国民族医药杂志，（国际民族医药发展鄂尔多斯论坛既国际传统药与创新药学术研讨会论文专辑）：300-301.

34 何秀芝．鄂温克民间医药偏方［J］．鄂温克研究，1997（1，2）：50-56.

35 王平鲁．萨满教与满族早期医学的发展［J］．满族研究，2002(3)：80-84.

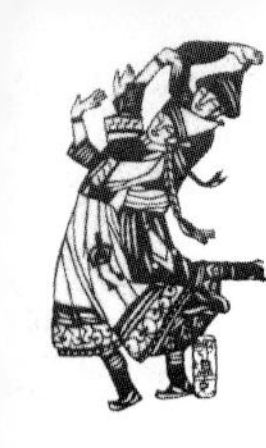

教关系密切的蒙医药对保障鄂温克人生命健康发挥了重要作用。前已述及，《呼伦贝尔志略》称，除唯一信仰萨满教者只请萨满跳神治病外，鄂温克人一般在“试用医药无效，喇嘛无灵者”时，会请萨满跳神治病。此处所谓“医药无效，喇嘛无灵者”理应包括喇嘛驱魔医病和施治服药无效的情况。此外，20世纪五六十年代有关陈巴尔虎旗莫尔格勒河鄂温克族的社会历史调查称：“因为陈巴尔虎地区鄂温克人与布利亚特人杂居，首先喇嘛医与鄂温克人接触，因为鄂温克人没有医生和药。”喇嘛曾借此向鄂温克人宣传佛教。[36]而前引上牧濑三郎《索伦族之社会》中所谓索伦旗仅有的一名“索伦族出身的”喇嘛，其皈依佛门的原因则在于他的四个兄长夭折而本人又患有重病，其父亲出于保住他的性命的目的，让他当了喇嘛。[37]这些都从一个侧面反映出藏传佛教及其蒙医药在鄂温克人抵御疾病中所具有的地位。

在呼伦贝尔地区曾有为数较多的藏传佛教寺庙。如甘珠尔庙、光远寺、延禧寺等等。其中最为著名者为甘珠尔庙。甘珠尔庙初建于乾隆四十九年(1784)，而于翌年始每年定期举办的甘珠尔庙大法会后来逐渐发展成为呼伦贝尔地区著名的宗教、商业盛会。甘珠尔庙曾设有专门培养医学人才的曼巴拉桑，并与西藏扎什伦布庙、青海金塔寺、外蒙古的光显寺等有较好的医学学术交流。[38]而甘珠尔庙的定期集市也曾是鄂温克人与其他民族的商人进行土特产品交易的主要场所之一。这一在呼伦贝尔地区知名度极高且聚集了优秀医学人才的藏传佛教寺庙，必然会吸引包括鄂温克人在内的众多患者前来就医。除甘珠尔庙之外，呼伦贝尔地区的其他藏传佛教寺庙是否设有曼巴拉桑或医生席位有待进一步考察（值得指出的是，藏传佛教寺庙并非只有在设有曼

36　吕大吉，何耀华．中国各民族原始宗教资料集成：鄂伦春族卷·鄂温克族卷·赫哲族卷·达斡尔族卷·锡伯族卷·蒙古族卷·藏族卷［M］．北京：中国社会科学出版社，1999：179.

37　上牧濑三郎．索伦族之社会[A]．内蒙古大学中共内蒙古地区党史研究所，内蒙古大学内蒙古近现代史研究所．内蒙古近代史译丛(第二辑)[C]．呼和浩特：内蒙古人民出版社，1988：202.

38　李萍．草原名刹甘珠尔庙［A］．晓光等，甘珠尔庙［C］．海拉尔：内蒙古文化出版社，2003：61.

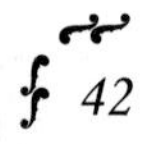

巴拉桑的情况下才会设有医生席位，如，辽宁省阜新地区的普安寺和云安寺虽未设有曼巴拉桑，但却有医生席位，甚至培养了一定数量的医学人才。）[39]，但可以肯定的是，这些寺庙必然为历史上的草原游医提供了落脚之处。总之，以鄂温克族聚居区及其邻近地区藏传佛教寺庙为中心的蒙医药文化曾对鄂温克人有着较大的影响，鄂温克人在历史上还曾享蒙医药方面的医疗服务。

除藏传佛教外，东正教对一些地区的鄂温克人也有着较大的影响。陈巴尔虎旗莫尔格勒河鄂温克人和额尔古纳旗使用驯鹿鄂温克人都曾在一定程度上信仰东正教，而东正教文化也融入到了这些地区的风俗习惯之中。如，陈巴尔虎旗莫尔格勒河鄂温克人在孩子出生后会到教堂洗礼，[40]而额尔古纳旗使用驯鹿鄂温克人则是在东正教的影响下开始实行土葬等。[41]此外，陈巴尔虎旗莫尔格勒河鄂温克人和额尔古纳旗使用驯鹿鄂温克人也曾与俄罗斯商人有较为频繁的商贸往来。信仰东正教的俄罗斯人是否对鄂温克人实施过医药服务？这一服务又是以怎样的形式得以实现的？对于这些问题有待于进一步的探讨。

此外，在伪满洲国时期，鄂温克人曾在日伪统治之下。为了维护其统治，日伪方面也曾进行过一些医药服务，如，伪满康德五年（1938）的甘珠尔庙大法会期间，地方“政府”曾进行过具有象征性的施舍医药的活动。[42]关于伪满洲国时期日伪政府针对鄂温克人所进行的医药服务，有待于进一步探讨。但值得指出的是，相关资料表明，日伪政府在鄂温克族聚居区似并未设立医疗机构，以索伦旗为例，日伪政府在该旗并未设有任何卫生医疗机构，由于梅毒等传染性疾病的

39　李迪．蒙古族科学技术简史 [M]．沈阳：辽宁民族出版社，2006：94.

40　内蒙古自治区编辑组．鄂温克社会历史调查 [M]．内蒙古人民出版社 1986：334

41　内蒙古自治区编辑组．鄂温克社会历史调查 [M]．内蒙古人民出版社 1986：229

42　[日]阿部武志．甘珠尔庙会定期市[A]．晓光等．甘珠尔庙[C]．海拉尔：内蒙古文化出版社，2003：219-220.

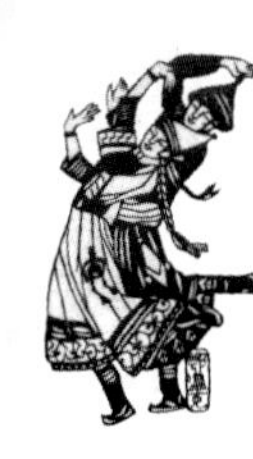

蔓延，该旗鄂温克族人口在新中国成立之前一直处于下降的趋势，[43，44] 此外，阿荣旗查巴奇乡鄂温克族人口变化也曾出现过相同的情况。[45]由此可见，日伪政府在对鄂温克人所进行的医疗服务方面所发挥的作用即使是存在，也是微乎其微的。

综上所述，鄂温克人在历史上所享有的医药服务呈现出多样化特征。除在鄂温克人生活中占有主导地位的萨满跳神治病和以萨满教为背景的民间医药服务外，鄂温克人还曾享有来自于藏传佛教的蒙医药服务、军旅中的中医药服务和中原地区的中医药服务等。这一特征与不同文化传统对于鄂温克文化的影响，以及鄂温克人久在军旅的历史背景等具有密不可分的联系。总之，历史上的鄂温克人在珍视本民族医药文化的同时，对于其他民族的医药文化则采取了兼容的态度。这一兼容的态度对鄂温克人保障生命健康、抵抗疾病起到了积极作用。那么，这一兼容的态度是否对鄂温克民族医药吸收其他不同传统的医药文化起到了积极作用？如果有，它又表现在哪些方面？有关这些问题有待于进一步探讨。值得指出的是，由于史料的缺失，本节的探讨仅限于清初至新中国成立这一时期的情况。但即便就这一时期鄂温克人所享有的医疗服务而言，本节也仅仅是一种初步的探讨。正如文中所示，有关鄂温克族历史上所享有的医药服务仍有诸多问题有待进一步探讨。就目前而言，对于这些问题给出较为令人满意的答案，仍较为困难，只能有待于新史料的发现和调查研究的进一步深入。

43　内蒙古自治区编辑组．鄂温克社会历史调查［M］．呼和浩特：内蒙古人民出版社，1986：476.

44　《鄂温克族自治旗概况》编写组，《鄂温克族自治旗概况》修订本编写组．鄂温克族自治旗概况［M］．北京：民族出版社，2008：187.

45　内蒙古自治区编辑组．鄂温克社会历史调查［M］．呼和浩特：内蒙古人民出版社，1986：10.

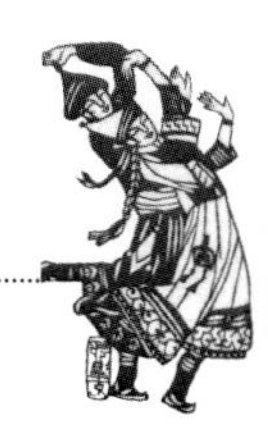

第二节　鄂温克族历史上的医药保健知识[46]

由于史料的缺失等诸多原因，对鄂温克族历史上的医药知识进行系统考察已极为困难。现存零星史料说明，在历史上，鄂温克人对兔脑、人参、鹿茸、鹿胎、虎骨、麝香等药材的药用价值和天花等疾病具有了一定的认识。而其生育习俗中也包含着一些具有科学合理性的内容。

一、对兔脑药用价值的认识

鄂温克人对于兔脑的药用价值具有一定的认识。《朔方备乘》："腊月八日，达呼里、红呼里男女并出，猎兔取脑为速产之药。"[47]此处的"红呼里"又称"洪阔罗""洪阔洛""洪阔尔"和"温阔尔"等。《朔方备乘》称："红呼里，属索伦，俗误红狐狸，应捕貂役，隶八围之内。"[48]中东铁路经济调查局编《呼伦贝尔》则称："初索伦亦与猎捕民族之鄂伦春相近，故满洲及达呼尔曾名索伦为'洪阔罗'。"并认为"洪阔罗"将索伦与鄂伦春二者混为一谈[49]。而乌云达赉则认为"洪阔尔"和"温阔尔"皆为达斡尔族依据本民族语音规则和构词规则对"鄂温克"的称呼[50]。可见，将"红呼里"视为鄂温克族

46　本节内容曾发表于《中国民族医药杂志》2009年"国际传统医药发展鄂尔多斯论坛暨国际传统药与创新药学术研讨会论文专辑"。

47　《朔方备乘》卷45，《考订龙沙纪略》，　载：都古尔巴图等．鄂温克族历史资料集（第二辑）[Z]．鄂温克族自治旗民委古籍办，呼伦贝尔盟民族事务委员会古籍办内部资料，1996：34.

48　《朔方备乘》卷45，《考订龙沙纪略》，　载：都古尔巴图等．鄂温克族历史资料集（第二辑）[Z]．鄂温克族自治旗民委古籍办、呼伦贝尔盟民族事务委员会古籍办，内部资料，1996：34.

49　中东铁路经济调查局编《呼伦贝尔》，载：都古尔巴图等，鄂温克族历史资料集（第二辑）[Z]．鄂温克族自治旗民委古籍办、呼伦贝尔盟民族事务委员会古籍办，内部资料，1996：120-121

50　乌云达赉.鄂温克人的历代迁徙运动[A].内蒙古自治区鄂温克族研究会.鄂温克族研究文集（第二辑，上）[C].内部资料，1991：11-13

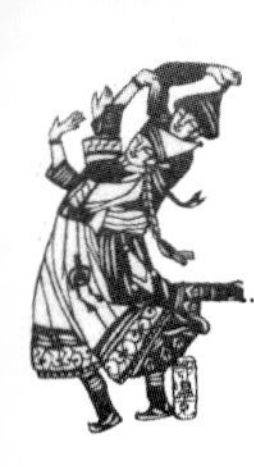

或鄂温克族的一支当为不妄。

该条史料中所谓“速产之药”，当指催生之药。据《本草纲目》，兔脑有“催生滑胎”的功效，由此可知，鄂温克人对于兔脑的催生作用已有所了解。汉族地区民间也有腊月猎兔的风俗。其以兔脑入药的催生药的制法为：取兔脑捣烂，同透明乳香适量研和制成重约3克的药丸，当产妇难产时用热黄酒送服1丸。可见，在“腊月猎兔”这一点上，鄂温克族与汉族具有相同的风俗。那么，这一风俗是由汉族地区传入鄂温克地区的？抑或是相反？进一步地，鄂温克人使用兔脑研制“速产之药”的方法、用法与用量是否与上述汉族民间药方相同？遗憾的是，由于史料的缺乏，对于这些问题尚难给出确切的回答。

二、对于人参药用价值的认识

鄂温克人对于人参的药用价值也似应具有一定的认识。据《清高宗实录》，清政府从乾隆十一年（1746）开始，对“索伦、达呼尔越界至松阿里乌拉打牲，私将米粮装船，出黑龙江口贸易，接济偷刨人等”[51]进行严惩。其中一项规定为：“倘违禁带米石物件，卖与偷刨人等，并易换人参者，请照私贩盐斤律治罪。”这项规定所针对的是，将米粮卖与偷刨人参者和与偷刨人参者进行人参交易者。而这些人中也包括了索伦人，即鄂温克人。由此可以推知，鄂温克人曾与偷刨人参者有过接触，甚至可能与其进行过人参交易。《黑龙江志稿・武备志》则称：“按呼兰未设驻防之先，岁拨齐齐哈尔、黑龙江、墨尔根兵防护参苗，践更巡徼。…继以防禁未严，始设驻防官军，满洲、索伦、达呼尔、汉军系由齐齐哈尔城移拨。”[52]该条史料表明，“防护参苗”是呼兰驻防的任务之一，而这一任务的完成者中包括了索伦官

51 《清高宗实录》卷276，载：巴德玛等．鄂温克族历史资料集（第一辑）[Z]．海拉尔：内蒙古文化出版社，1993：61-62

52 《黑龙江志稿•武备志》，载：都古尔巴图等，鄂温克族历史资料集（第二辑）[Z]．鄂温克族自治旗民委古籍办、呼伦贝尔盟民族事务委员会古籍办内部资料，1996：155

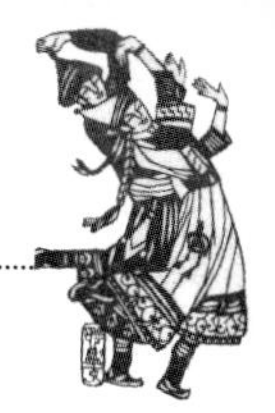

兵，即鄂温克官兵。

上述资料表明，鄂温克族在其具体实践中对人参已有了一定的认识。此外，人参作为东北地区特产名贵药材，一向为满族所注重。在清代，满族统治者曾对鄂温克族实施了一系列的满化政策，使得至少是布特哈打牲鄂温克人在礼俗、生活方式方面逐渐接近满族。[53]加之，鄂温克人也居住于东北地区，因此，鄂温克族对人参的药用价值应具有较为深刻的理解。

三、对鹿茸、鹿胎、虎骨、麝香等药材的认识

鹿茸、鹿胎、虎骨、麝香等药材历来是鄂温克族聚居地区的重要出产商品。发表于20世纪20年代的赵铣所著《索伦记略》称：索伦人“夏日猎鹿，取其胎茸，以及虎骨、麝香等类，俾作贸易之品”。[54]中东铁路经济调查局编《呼伦贝尔》称：在鄂温克人聚居的大兴安岭地区“至春日之集市，则本国商人之前往者甚多，是时多半为购取各项配药之原料，如鹿茸、鹿麝、鹿尾、熊胆及鹿胎等类是也”[55]。解放初对额尔古纳旗鄂温克人的调查也表明，在20世纪初俄罗斯商人进入作为鄂温克族聚居区的额尔古纳地区进行贸易之后（关于俄罗斯人与鄂温克人开始进行贸易的时间一说为19世纪[56]——笔者），“……汉族商人也深入到鄂温克人游猎区，成为他们的‘安达’，这时不仅是皮毛是交换对象，鹿茸、鹿胎、麝香等名贵药材也成为了交换对象”[57]。上

53 《鄂温克族简史》编写组《鄂温克族简史》[M]. 呼和浩特：内蒙古人民出版社，1983：65.

54 赵铣．索伦记略[J]. 东方杂志，1925，22（16），载：都古尔巴图等，鄂温克族历史资料集（第二辑）[Z]. 鄂温克族自治旗民委古籍办、呼伦贝尔盟民族事务委员会古籍办，内部资料，1996：234.

55 中东铁路经济调查局编《呼伦贝尔》，载：都古尔巴图等，鄂温克族历史资料集（第二辑）[Z]. 鄂温克族自治旗民委古籍办、呼伦贝尔盟民族事务委员会古籍办，内部资料，1996：130.

56 永田珍馨著，奥登挂译. 驯鹿鄂伦春族[J]. 内蒙古自治区鄂温克族研究会. 鄂温克族研究文集（第二辑，下）[C]. 内部资料，1991：353.

57 内蒙古少数民族社会历史调查组鄂温克分组．额尔古纳旗鄂温克人的原始社会形态[J]. 民族团结，

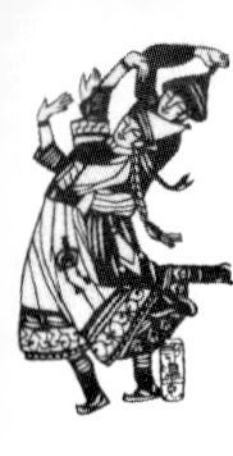

述资料表明，至少在20世纪的20年代，鹿茸、鹿胎、虎骨、麝香等药材已成为鄂温克人与其他民族进行商品交易的商品之一。

鹿茸、鹿胎等药材的获取在鄂温克人的生产、生活实践中具有重要地位。解放初有关额尔古纳旗鄂温克人的调查指出，额尔古纳鄂温克人将春季称之为“打鹿胎的时候”，将夏季称之为“打鹿茸的时候”，将早晨称之为“打犴的时候”等。[58]可见，对于鹿茸、鹿胎等药材的猎取已经成为聚居于额尔古纳地区鄂温克人生产、生活中的重要内容。而伪满洲国时期东蒙贸易会社发布的相关数据表明，兴安北省额尔古纳左旗雅库特鄂温克人1935－1936年家庭年均狩猎收入共计713元，而其中鹿茸一项就有180元之多，占其狩猎总收入的25.2%，仅次于捕猎松鼠的收入（占其狩猎总收入的58.9%）。[59]同一时期兴安北省额尔古纳右旗公署根据与鄂温克人进行定期交易的“安达”所提供的资料进行统计的结果表明，该旗月出产山货总计12602.20元，其中鹿角、鹿尾、鹿茸、犴茸、鹿胎五项占山货总生产的2.5%，生产总额仅居松鼠之后，为第二位。[60]而康德三年（1936）三月至十二月，该旗十四个家庭八十七人的鹿角、鹿茸、犴茸、鹿胎四项药材收入为310元，占山货收入总额12438元的近2.5%，仍为仅次于捕获松鼠的收入（总收入为11832元）的重要收入。[61]这些数据表明，对于伪满洲国时

1962（5，6）。载：哈森其其格等．鄂温克族历史资料集（第三辑）[Z]．鄂温克旗政协文史资料委员会、呼盟民族事务委员会古籍办、鄂温克族自治旗民委古籍办，内部资料，85.

58　内蒙古少数民族社会历史调查组鄂温克分组．额尔古纳旗鄂温克人的原始社会形态[J]．民族团结，1962（5，6）期。载：哈森其其格等．鄂温克族历史资料集（第三辑）[Z]．鄂温克旗政协文史资料委员会、呼盟民族事务委员会古籍办、鄂温克族自治旗民委古籍办，内部资料，91.

59　永田珍馨著，奥登挂译．驯鹿鄂伦春族[J]．内蒙古自治区鄂温克族研究会．鄂温克族研究文集（第二辑，下）[C]．内部资料，1991：356.

60　永田珍馨著，奥登挂译．驯鹿鄂伦春族[J]．内蒙古自治区鄂温克族研究会．鄂温克族研究文集（第二辑，下）[C]．内部资料，1991：359.

61　永田珍馨著，奥登挂译．驯鹿鄂伦春族[J]．内蒙古自治区鄂温克族研究会．鄂温克族研究文集（第二辑，下）[C]．内部资料，1991：360.

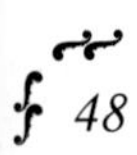

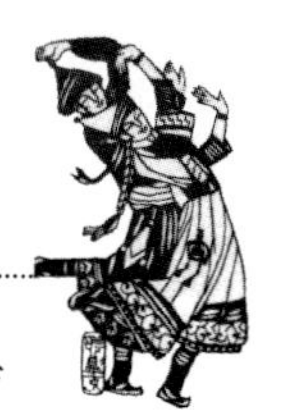

期的额尔古纳鄂温克人而言，鹿茸、鹿胎等药材的猎取是其仅次于捕获松鼠的重要收入来源，已经成为其经济生活中的一项重要内容。

对于将鹿茸、鹿胎等药材作为其商品交易重要内容的鄂温克人而言，掌握相应的炮制技术是其所面临的重要问题。药材的炮制对于其交易、运输、贮藏和药用具有重要的意义。现有资料表明，在长期的历史发展过程中，鄂温克人积累出了一套独特的鹿茸炮制技术。鹿茸以血片为佳，采割鹿茸一般在四月，由于气候的原因，采割下的鹿茸很容易腐坏变质，从而丧失其药用功效。这对鹿茸的炮制提出了较高的要求。赵铣所著《索伦记略》对鄂温克人的鹿茸炮制技术给予了较为详尽的描述："至其制造，必须两人一人执炊，使水常沸，一人抱茸，频频下蘸，连数百次而后成功。下蘸之时间，不可差毫厘，生及过熟皆能损害此物质之原质，而使功用等于零"[62]。可见，鄂温克人是以将采割下的鹿茸蘸于沸水中的方法来炮制鹿茸的。这一方法虽然费时、费力，且对经验和技能的要求较高，稍有不慎即可导致鹿茸药效的丧失，但却可以较好地解决鹿茸的贮藏问题，以便于进行交易和留作自己使用。此外，由何秀芝女士在20世纪末所收集到的上百个鄂温克民间医药偏方[63]可见，鄂温克族有关鹿胎、鹿心、熊胆的炮制技术已较成熟。鹿茸、鹿胎、鹿心、熊胆等药材的炮制方法的形成需要较长时间的探索和积累，因此，鄂温克族有关上述药材炮制方法的掌握应该可以追溯到比相关资料所记载的时间更早的时期。

那么，将鹿茸、鹿胎等药材的猎取作为其生产、生活活动重要内容，并掌握了相关炮制技术的当时的鄂温克人，对于这类药材的药用价值具有怎样的认识？他们是否已对其药性、用量与用法等已有了明确的认识？遗憾的是，由于现有史料的缺乏，对此尚难给出明确的答案。不过，由前述何秀芝女士收集整理的鄂温克民间医药偏方可知，

62 赵铣．索伦记略[J]．东方杂志，1925，22（16），载：都古尔巴图等，鄂温克族历史资料集（第二辑）[Z]．鄂温克族自治旗民委古籍办、呼伦贝尔盟民族事务委员会古籍办，内部资料，1996：234.

63 何秀芝．鄂温克民间医药偏方[J]．鄂温克研究，1997（1，2）：50-56.

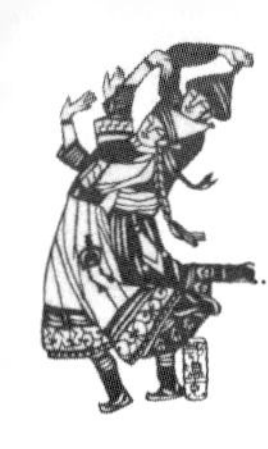

至少在20世纪末鄂温克人对于上述药材的药性和用法与用量已有了较为明确的认识。[64]民间医药偏方是普通民众在与疾病相抗争的生活实践中归纳总结出的医药成果，其形成需要较为长期的历史发展过程。此外，鄂温克自古以来即是一个游牧、狩猎民族，在其长期的生产、生活实践中必然会积累出有关上述药材较为深刻的医药知识。因此，鄂温克人有关上述药材药性、药效、用法与用量的认识，应可追溯到更早的时期。

四、对于天花等疾病的认识

皇帝按例接见鄂温克族佐领以上官员，是清政府对鄂温克族所实施的一项笼络政策。[65]据《清高宗实录》卷七零七，乾隆二十九年（1764）三月丁卯日“定黑龙江佐领等官进京引进例”：“索伦、达呼尔等，遇有引进，该将军大臣等，不论曾否出痘，即谴来京，以致上两年俱伤六七人。伊等未经出痘者，当谴往木兰围场引见。著急速行文黑龙江将军，嗣后未经出痘者，不必令其来京。”[66]由该条史料可见，鄂温克族官员在乾隆二十九年三月丁卯之前，觐见皇帝的地点为北京。但在该日之后，“未经出痘者”觐见皇帝的地点则改为木兰围场。更换觐见地点的原因非常清楚，即在人口稠密、天花易于传播的北京觐见皇帝，导致了鄂温克族官员感染了天花。另据《清高宗实录》七一三卷则有：“去年奉旨，命打牲、索伦、呼伦贝尔等总管，输班前赴木兰围场。请嗣后打牲、索伦、呼伦贝尔等总管，三年期满，输班前赴木兰围场。无庸送京引见。报闻。”[67]该条史料中的“去

64　何秀芝 . 鄂温克民间医药偏方［J］. 鄂温克研究，1997（1，2）：50-56.

65　《鄂温克族简史》编写组《鄂温克族简史》［M］. 呼和浩特：内蒙古人民出版社，1983：63.

66　《清高宗实录》卷 707，载：巴德玛等 . 鄂温克族历史资料集（第一辑）［Z］. 海拉尔：内蒙古文化出版社，1993：125.

67　《清高宗实录》卷 713，载：巴德玛等 . 鄂温克族历史资料集（第一辑）［Z］. 海拉尔：内蒙古文化出版社，1993：128.

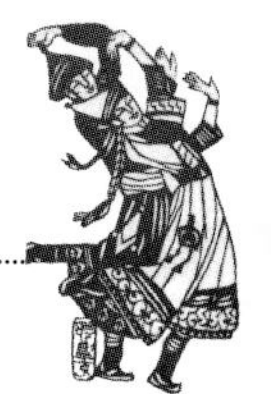

年”当指乾隆乾隆二十八年（1763）。而其主张打牲、索伦、呼伦贝尔等总管觐见皇帝的地点改为木兰围场的原因，也可能与前一条史料所示相同。天花是死亡率极高的传染性疾病，治愈康复的天花患者会对天花具有免疫力。清代的鄂温克人对天花的这些特征是应有一定认识的。其旁证至少有二：首先，上引史料表明，至少在乾隆二十七年前后，鄂温克族中已有天花患者，在与天花相抗争的过程中，鄂温克人必然会对天花的上述特征具有一定认识。其次，上引史料表明，乾隆皇帝对于天花的上述特征是具有较为深刻的认识的。在谕旨中强调谕旨的适用对象为“未经出痘者”，同时将接见地点改为人口稀疏、天花不易于传播的木兰围场等正是基于有关天花的上述特征而采取的有效措施。这些有关天花较为深刻的认识，必然会通过谕旨的实施而为鄂温克族官员所了解。

医学史研究表明，明隆庆年间（1567－1572），我国已发明了人痘法用于天花的防治，而清嘉庆十年（1805）西方的牛痘法也开始传入中国。[68]那么，清代的鄂温克人是否也使用了这些方法来防治天花？答案是否定的。在解放初对阿荣旗查巴奇地区鄂温克人的调查表明，1944年天花流行导致很多儿童死亡。而在此前的1943年，由于天花病和伤寒的流行则导致了100余人死亡。[69]这可以表明，鄂温克人并未使用相应的接种技术来预防天花疾病。

除天花外，解放前阿荣旗鄂温克人聚居地区查巴奇还曾流行过麻疹、克山、伤寒等疾病，[70]额尔古纳旗使鹿鄂温克人患有的主要疾病有麻疹、伤寒、回归热、风湿性疾病、妇女病、胃病等。[71]而20世纪30年代鄂温克旗辉河地区的鄂温克人患有的疾病则主要有梅毒、淋病、皮

68　廖育群．岐黄医道［M］．沈阳：辽宁教育出版社，1991：225-230.

69　内蒙古自治区编辑组．鄂温克社会历史调查［M］．呼和浩特：内蒙古人民出版社，1986.10.

70　内蒙古自治区编辑组．鄂温克社会历史调查［M］．呼和浩特：内蒙古人民出版社，1986：10.

71　内蒙古自治区编辑组．鄂温克社会历史调查［M］．呼和浩特：内蒙古人民出版社，1986：164.

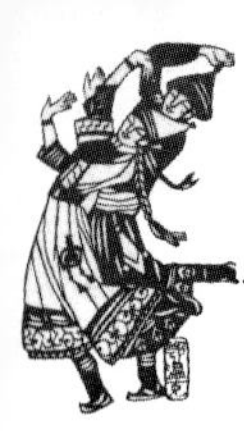

肤病和砂眼等。[72]当时鄂温克人对于这些疾病的治疗方法大都已无从考证。但这并不等于说鄂温克人对于所有这些疾病都是束手无策、坐以待毙的。如本课题组对鄂温克旗鄂温克人的调查正说明了这点，在调查中发现鄂温克人已摸索出使用草原白蘑菇汤治疗麻疹的方法。另外，前述何秀芝女士收集整理的鄂温克民间医药偏方也明确说明了这点。前已述及这些民间医药偏方是鄂温克人在与疾病相抗争的长期历史实践中积累的医药成果，其形成应可以追溯到较早的时期。

五、与生育相关的医疗保健知识

与生育相关的医疗保健知识是鄂温克族医药知识的重要组成部分。20世纪30年代曾于鄂温克旗辉河地区任小学教员的上牧濑三郎在其《索伦族之社会》中称："索伦族没有产婆。从而生孩子时请生过几个孩子的有经验的老太婆接生。……接生的老太婆当然也没有什么接生工具。……剪子是生孩子人家的缝纫剪子，线是马背骨处的筋。不管怎样有孕妇的人家必须事先找到并准备好。产妇生孩子之后也得不到适当的治疗。因此产妇及婴儿死亡率很高。"上牧濑三郎甚至列举出了产妇在没有任何其他人的帮助下顺利产下婴儿的事例来说明其所叙述的现象。[73]据此可见，在历史上，鄂温克人在产科医疗保健方面，并没有专业的产科大夫，也没有专门的产科器械。不过，这并不表明鄂温克人并不具备与生育相关的医疗保健知识。同样是对20世纪30年代鄂温克人的生产、生活给予调查的永田珍馨在其《驯鹿鄂伦春族》中称："孕妇分娩时在营地不远的地方设一所小小的住房。分娩后不过十天不能回丈夫的焦如特里。这期间只允许老妈妈或亲近的妇女照料产妇。别人不允许进去。说，若是犯了这种禁忌，就会触犯

72　上牧濑三郎.索伦族之社会[A].内蒙古大学中共内蒙古地区党史研究所，内蒙古大学内蒙古近现代史研究所.内蒙古近代史译丛(第二辑)[C].呼和浩特：内蒙古人民出版社，1988：201.

73　上牧濑三郎.索伦族之社会[A].内蒙古大学中共内蒙古地区党史研究所，内蒙古大学内蒙古近现代史研究所.内蒙古近代史译丛(第二辑)[C].呼和浩特：内蒙古人民出版社，1988：199-200.

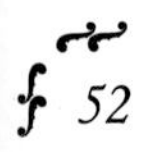

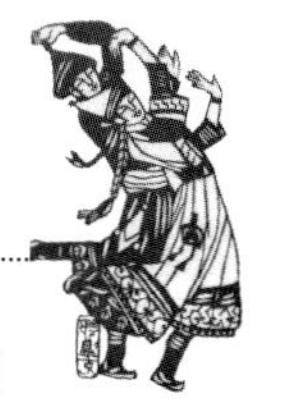

神”。[74]而上牧濑三郎也称：“孩子生下之后，在现成的杆或竹子上结草，并挂以黑布片立在家门前。行人见此便可知道有分娩者，避违造访其家。”[75]产妇和新生儿体虚、体弱，是很多疾病的易感人群。采用产后隔离的方法显然有助于产妇的产后恢复和新生儿的健康成长。鄂温克族的这一与生育相关的医疗保健知识虽然采取了风俗、禁忌的形式得以出现，但其中不乏科学合理的内容。

此外，鄂温克族在长期历史发展过程中还形成了许多与生育有关的禁忌，如“孕妇禁止吃腐乱的肉和獾子肉，孕妇不能坐毛驴车”“刚生小孩的妇女一个月内禁止上炕，孕妇禁止跳舞和唱歌”等等。[76]其中一些禁忌中也包含着一些具有科学合理的内容。

本章开篇所指出的诸多原因，使有关鄂温克族历史上的医药知识的探讨遇到了诸多困难。特别是由于史料的缺乏，使本节的探讨仅仅局限于清代至解放前的这一段时期。值得指出的是，即使就清代至解放前的这一时期而言，本节所示内容也极难反映鄂温克族历史上医药知识的全貌。本节所示内容，仅仅是鄂温克族历史上医药知识的冰山一角，而对于所论问题的全面掌握，则只能依靠于新史料的发现和研究的进一步深入。一种较为流行的看法认为，鄂温克人并不拥有本民族传统的医药或医药知识。本节的最大意义或许仅仅在于对这种错误观点的还算有力的反驳。

74　永田珍馨著，奥登挂译.驯鹿鄂伦春族[J].内蒙古自治区鄂温克族研究会.鄂温克族研究文集（第二辑，下）[C].内部资料，1991：348.

75　上牧濑三郎.索伦族之社会[A].内蒙古大学中共内蒙古地区党史研究所，内蒙古大学内蒙古近现代史研究所.内蒙古近代史译丛(第二辑)[C].呼和浩特：内蒙古人民出版社，1988：199.

76　内蒙古自治区编辑组．鄂温克社会历史调查[M].呼和浩特：内蒙古人民出版社，1986：108.

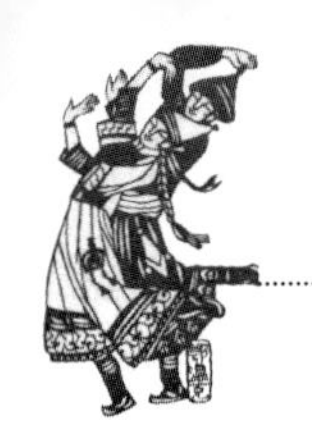

第三章　鄂温克民族医药知识

2008－2010年，课题组于内蒙古自治区呼伦贝尔市鄂温克族自治旗巴彦托海镇对鄂温克民族医药进行了初步的系统调查。民族医药具有取材容易、方法简单、疗效显著，以民间经验为主等特点，其治病机理尚不十分清楚。本章对所调查到的鄂温克民族药用和疗术用植物28种、兽类13种、禽类5种、昆虫类3种、矿物质5种、其他种类6种、有关19种疾病的疗术进行了归纳，如对所发掘到的鄂温克民族医药病案12进行了校勘、整理。现将上述成果介绍如下，以供从事民族医药教学、科研的医学工作者参考。

第一节　鄂温克民族药用及疗术用植物[77]

鄂温克民族药用及疗术用植物种类繁多，而部分药用及疗术用植物又同属于饮食用植物、宗教用植物、建筑植物和用材植物等，从而在用途方面表现出多样化特征。如在鄂温克族民间葱、蒜、草原白蘑菇、柳叶蒿、麻叶荨麻等被作为蔬菜加以食用，防风种子被作为调味品加以使用，稠李和山荆子是老少咸宜的野生水果，叉分蓼晒干后

77　本节内容曾以《索伦鄂温克民族医药初步调查报告》和《鄂温克民族医用植物药材调查报告》为题分别发表于《中国民族医药杂志》2009年"国际传统医药发展鄂尔多斯论坛暨国际传统药与创新药学术研讨会论文专辑"和2010年第10期，在编辑过程中有所修改。

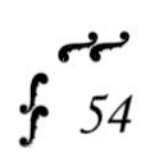

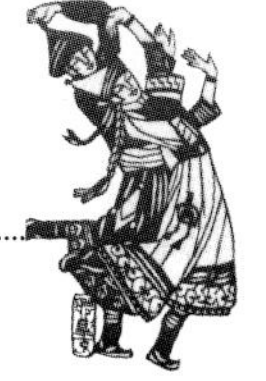

则可用于熬奶茶。又如，亚洲百里香是鄂温克萨满教宗教植物，在萨满教仪式中被作为香加以焚烧。再如，芦苇被用作建筑蒙古包和牛羊圈，白桦树皮被用于制作各种容器等等。鄂温克民族药用及疗术用植物所表现出的用途多样化特征，是与其取材容易的特征互为表里的。可以说，在鄂温克民间，日常所见饮食用植物、宗教用植物、建筑植物和用材植物都成为了其与疾病相抗争的药用及疗术用植物。本节将对课题组调查所及鄂温克民族药用及疗术用植物的功能与主治（或疗术用途）、用法与用量等给予概括性介绍。由于研究所限，部分植物的种属和拉丁文名尚难以确定，有待于进一步的研究。

1.草原白蘑菇

本品为口蘑科植物草原白蘑菇Tricholoma mongolicum Imai子实体。秋季采摘，鲜用或晒干备用。

（1）主治：小儿麻疹。具有退烧解热，出疹快的功效。用法与用量：取适量本品煮汤当茶饮。

（2）主治：感冒。用法与用量：取适量本品煮汤当茶饮。

2.亚洲百里香

本品为唇形科植物亚洲百里香Thymus serpyllum L.全草。秋季采摘，晒干备用。

（1）功能与主治：预防感冒。用法与用量：取适量本品点燃熏疗。

（2）主治：感冒。用法与用量：取适量本品煮沸当茶饮。

（3）主治：风寒引起的咳嗽。用法与用量：将1汤匙牛奶与少量本品用水（1碗）煮沸后滴上少许黄油，将此当茶饮。

（4）主治：毛囊炎。用法与用量：取适量本品煮沸，温热时当茶饮后，再以此清洗患处。清洗三次即可见效。

（5）主治：脘腹胀痛。用法与用量：取适量本品煮沸当茶饮。

（6）功能：清洁空气。用法与用量：取适量本品点燃香熏。

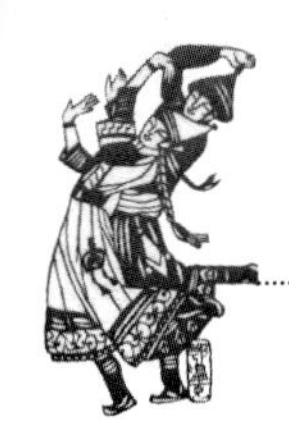

3. 芦苇

本品为禾本科植物芦苇 Phragmites（Cav）Trin 空腔内的薄膜。主治：外伤。用法与用量：取本品贴于患处。

4. 防风

本品为伞形科植物防风Saposhnikovia divaricata (Turcz.) chischk种子。

（1）主治：疝气。用法与用量：将适量本品与红糖用水煮沸，将此当茶饮。

（2）主治：尿道炎。用法与用量：取少量本品煮汤当茶饮。

5. 柳叶蒿

本品为菊科植物柳叶蒿artemisia integrifolia地上部分。鲜用或晒干备用。

（1）主治：顽固性腹泻。用法与用量：取适量本品煮汤当茶饮。

（2）主治：感冒。用法与用量：取适量本品煮汤当茶饮。

（3）主治：皮肤瘙痒。用法与用量：取本品摩搓患处。

（4）主治：疥疮。用法与用量：水煎适量洗于患处。

6. 刺玫瑰

本品为蔷薇科植物刺玫瑰Rosa davurica pall根和花朵。

（1）主治：关节炎。用法与用量：取适量根用水煎洗于患处，或取适量根用水煮沸后内服。

（2）功能：清热解毒。用法与用量：取适量花朵用开水沏后当茶饮。

7. 白屈菜

本品为罂粟科植物Chelidonium majus L. 全草。7—8月采摘，晒干备用。主治：消化不良。用法与用量：切成小段后用开水沏或煮汤当茶饮。

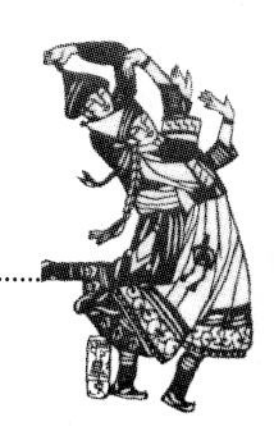

8.兴安白头翁

本品为毛茛科植物兴安白头翁Pulsatilla dahurica (Fisch ex Dc) spreing花朵。

（1）5月采摘鲜花用250g或500g白酒浸泡7天备用。主治：关节炎、颈椎病。用法与用量：取适量上述药酒涂抹患处。

（2）鲜用。主治：风湿性关节炎。用法与用量：取适量本品捣烂后敷于患处。注意事项：本品毒性较大，每次外敷时间不得长于15分钟，谨防口入。

9.小白蒿

本品为菊科植物小白蒿frigida willd全草。

（1）主治：关节炎。用法与用量：取适量本品用水煮沸，以此浸泡手脚。用全草热敷于患处效果更佳。

（2）功能：预防蚊虫叮咬，清洁空气。用法与用量：取适量本品点燃熏疗。

10.艾蒿

本品为菊科植物艾蒿Artemisia argyi jevl. et vant全草。8～9月采摘备用。主治：慢性肝炎。用法与用量：水煎服，每天2次，每日30g。

11.枣

本品为鼠李科植物Ziziphus jujuba Mill.var.inermis（Bunge） Rehd.果实。功效：补血。用法与用量：取红糖与本品7颗用水煮沸后食用。21天即可见效。

12.鼠李

本品为鼠李科植物鼠李树皮。拉丁文名待确定。主治：骨伤。用法与用量：水煎适量洗于患处。

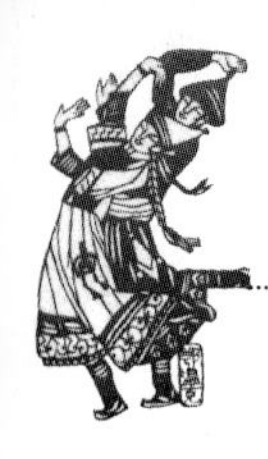

13.麻叶荨麻

本品为荨麻科植物麻叶荨麻Urtica cannabina L.地上部分。

（1）主治："巴木"病。用法与用量：用水煮沸，以此浸泡患脚。

（2）主治："巴木"病。用法与用量：水煮后麻叶荨麻用地上部分热敷于患处。

（3）功能与主治：腿脚肿痛。用法与用量：取适量本品用水煮沸放入盆中，先用其蒸汽蒸熏患腿，当温度适宜时，再浸泡患腿10～15分钟（浸泡患腿时须用布匹等物覆盖盆口）。注意事项：在进行治疗前应先用手蘸热水或热砖茶水轻轻拍打并浸洗头部，否则会出现头痛等不良反应。敷疗后应谨防受风和受凉。

14."班布花"

本品为"班布花"根。种属待查。主治：牙痛。用法与用量：将根咬于痛处。

15."止血红花"

本品为"止血红花"全草。种属待查。8～9月采摘备用。具有止血作用。

（1）主治：子宫出血。用法与用量：取适量本品水煎服。每日2～3次。

（2）主治：流鼻血。用法与用量：取适量本品水煎服或用开水沏后当茶饮。

16.柿子

本品为柿科植物柿Diospuros kaki L.f.果实。主治：慢性气管炎。用法与用量：入三九前取本品一颗用白酒煮熟后服用。每日一次，每次一颗。服用三天即可见效。

17.稠李

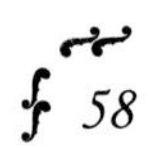

本品为蔷薇科植物稠李Prunus padus果实。主治：腹泻。用法与用量：食用本品（包括果核）一碗。

18. 山荆子

本品为蔷薇科植物科植物山荆子Malus baccata果实。

（1）秋季干熟后，于10月份采摘备用。主治：高血压。用法与用量：取一把本品用温水浸泡洗净后用2kg水煮开，饮用此水，再用1kg水煮开后食用。长期饮用可见效。

（2）主治：高血脂。用法与用量：食用适量本品。

19. 瑞香狼毒

本品为瑞香科植物瑞香狼毒Stellera chamaejasme L.根。鲜用。主治：淋巴肿大。用法与用量：食用适量本品或捣烂后敷于患处。

20. 蒙古柳

本品为杨柳科植物蒙古柳Salix mongolica Siuzev干枯枝干。主治：皮癣。用法与用量：点燃后取燃烧时所出汁液涂抹患处。

21. 棉花

本品为锦葵科植物棉花Gossypium spp果实内部纤维。

（1）主治：外伤，具有止血的功效。用法与用量：烧成碳涂抹于患处。

（2）主治：干癣。用法与用量：取适量本品梳理成薄片后燃烧于患处上方。3～5次即可见效。

22. 葱

本品为葱科植物葱Allium fistulosum叶鞘。功能与主治：用于治疗“茂尼遥常哈”症。用法与用量：刺破因患“茂尼遥常哈”症而于肛门处出现的血疱后，将本品敷于肛门处。

23. 蒜

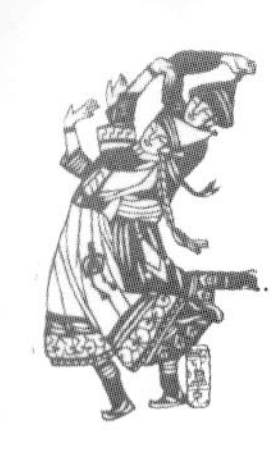

本品为百合科植物蒜Allium sativum鳞茎。“功能与主治”和“用法与用量”与葱同。

24.粟

本品为禾本科植物粟Setaria italica子实脱壳制成的粮食。

（1）治疗：宫寒。疗术：将适量本品煮烂后放入适量黄油热敷于患处。

（2）治疗：治疗肿痛和关节炎。疗术：取适量小米用水煮烂，进行敷疗。注意事项与禁忌：应根据病情确定敷疗时间，时间不宜过长。后背、腹部以及肾脏、肝脏和心脏部位不宜进行敷疗。敷疗后应谨防受风和受凉，并应注意饮食。

25.白桦

本品为桦木科植物白桦Betula platyphlla Suk.树皮。主治：腹泻。用法与用量：取适量本品烧成碳后用温开水送服。2～3次即可好转。

26.叉分蓼

本品为蓼科植物叉分蓼Polygonum divaricatum L.根。白露后刨出备用。主治：“常哈”症。用法与用量：水煮当茶饮。

27.大马勃

本品为灰包科植物Calvatia gigantae（Batach ex Pers.）Lloyd子实体。主治：外伤。具有止血、疗伤之功效。夏秋季采摘晾干备用。用法与用量：取适量本品用开水调和后涂抹患处。

28.细叶百合

本品为百合科植物细叶百合Lilium pumilum Dc.果实。秋季霜降后采摘备用。主治：干咳。用法与用量：取本品7颗用2kg水煮开，分两天当茶饮。服用15日左右效果最佳。注意事项：采摘时应注意果实

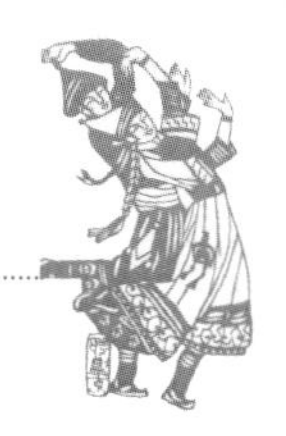

的完整，防止果实内种子脱落。

第二节 鄂温克民族药用及疗术用兽类[78]

居住于呼伦贝尔市鄂温克族自治旗的鄂温克人于清代隶属于索伦部，故该地区的鄂温克人又被称之为“索伦鄂温克人”。在历史上，大部分索伦鄂温克人主要以畜牧业为生，其民族医药也体现出显著的游牧生活特色，具体表现为“草原五畜”的医疗实践用途方面。作为游牧生活主要的生产和生活资料“草原五畜”——牛、羊、山羊、马和骆驼在鄂温克民族医药中具有重要地位，其肉、乳、血乃至粪便被广泛用于治愈各种不同的疾病。而乳制品在医疗实践用途所表现出的多样化特征，更突出地体现了这一点。据课题组调查，仅黄油的医疗实践用途就有13种之多。鄂温克民族医药所具有的上述特征也使其取材容易的特征得到了进一步凸显。现将所调查到的6种鄂温克族用于民族医药实践的乳制品归纳如下。

（一）牛

本品为牛(Bos taurus)。取乳汁和尾肉使用。

1.牛尾

本品为牛(Bos taurus)的尾肉。功能与主治：产后缺乳。用法与用量：取适量本品煮熟后食用。

2.牛奶

本品为牛(Bos taurus)的乳汁。鲜用。

78 本节内容曾以《鄂温克民族药用乳制品调查报告》《鄂温克民族药用疗术用动物药兽类药材调查报告》《索伦鄂温克民族医药初步调查报告》为题分别发表于《中国民族医药杂志》2010年第10期、第12期和2009年“国际传统医药发展鄂尔多斯论坛暨国际传统药与创新药学术研讨会论文专辑”，在编辑过程中有所修改。

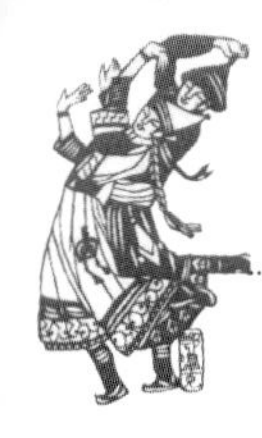

（1）功能与主治：主治烫伤，具有止痛、消炎、消肿的功效。用法与用量：取适量本品涂沫患处。

（2）主治：胃酸过多。用法与用量：取适量本品当茶饮。

（3）功能与主治：主治感冒咳嗽，具有止咳、清热的功效。用法与用量：取适量本品与少量黄油用水烧开，温热服用。

（4）功能：恢复因肺结核、肺热引起的体力下降。用法与用量：取一碗本品与一颗鸡蛋煮沸后加入少量黄油服用。服用十天即可见效。

（5）主治：风寒引起的咳嗽。用法与用量：将1汤匙本品与少量亚洲百里香用水（1碗）煮沸后滴上少许黄油，将此当茶饮。

3.酸奶

本品为牛(Bos taurus)的乳汁发酵后的制品。有消食、解毒、降血脂的功效。

（1）功能与主治：蜜蜂蜇，具有消肿、止痛、解毒功效。用法用量：被蜜蜂蜇时，及时取适量本品涂抹于患处。

（2）主治：蚊虫叮咬。用法与用量：取适量本品涂沫于患处。

（3）主治：高血压、高血脂。用法与用量：于午、晚适量饮用本品。注意事项：胃酸过多和患有胃溃疡者慎用。

4.乳清

本品为牛(Bos taurus)的乳汁发酵物——酸奶煮沸形成熟嗜酸奶后经沉淀产生的黄色液体。

功能：具有养发、护发功效。用法与用量：取适量本品洗发。

5、黄油

本品是牛(Bos taurus)的乳汁的提炼物。

（1）主治：小儿头癣。用法与用量：取适量本品与适量黄铜粉末搅拌，将此涂抹患处。

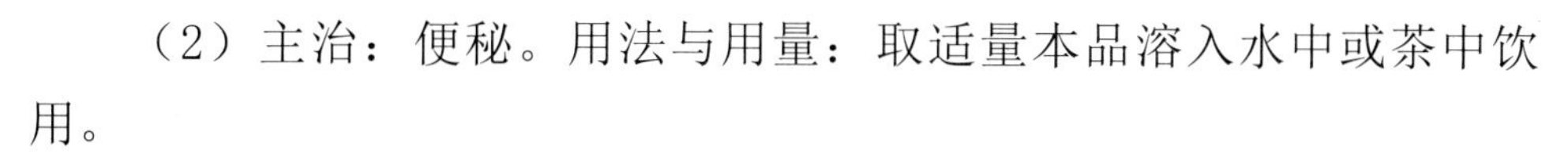

（2）主治：便秘。用法与用量：取适量本品溶入水中或茶中饮用。

（3）主治：小儿消化不良、积食、伤食、外感风寒。用法与用量：取少许本品温化后喂食。

（4）功能：清肠道、清胎粪。用法与用量：于初生婴儿未哺乳前，取少许本品温化后喂食。

（5）主治：心脏病。用法与用量：取500g本品与一酒盅（容量约为10mL）鹿心血均匀搅拌后服用。一日2次，每次一酒盅。

（6）功能与主治：感冒咳嗽，具有止咳、清热功效。用法与用量：见本节“牛奶”部分。

（7）功能：恢复因肺结核、肺热引起的体力下降。用法与用量：见本节“牛奶”部分。

（8）主治：风寒引起的咳嗽。用法与用量：见本节“牛奶”部分。

（9）治疗：痈疽。用法与用量：取铜制容器内放置较长时间的陈年本品涂抹于患处。

（10）治疗：腿脚抽筋。疗术：取适量陈年本品涂沫于患处后，烤火治疗。注意事项：注意灼伤。

（11）治疗：小儿遗尿症。①疗术：取适量本品涂沫于患者膀胱与尾椎处，将一斤食盐翻炒后装入袋子，热敷于上述部位，进行敷疗。②疗术：取适量本品与青盐翻炒后，用布包裹进行敷疗。

（12）治疗：小儿消化不良、腹泻。疗术：取适量本品温热后涂抹于小儿腹部与脚心后，推拿按摩。

（13）治疗：宫寒。疗术见本章第一节“粟”部分。

6.稀奶油

本品为浮在牛(Bos taurus)的乳汁上的稀奶油。功能与主治：具有保养护肤的功效。用法与用量：取适量本品涂抹于面部和手部。

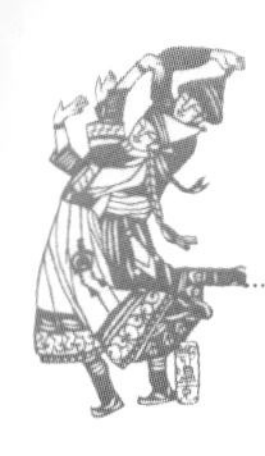

(二) 马

本品为Equus caballus (L.),取乳汁使用。

(1) 主治:肺结核。用法与用量:每天适量饮用本品。

(2) 功能:营养保健。用法与用量:每天适量饮用本品。

(三) 绵羊

本品为Ovis aries Linnaeus。取羊皮、胆囊、肉和小肠粪便使用。

1. 羊皮

本品为Ovis aries Linnaeus皮。取湿皮或熟后干皮使用。

(1) 主治:痈疽,具有除脓、消肿功效。用法:取旧皮衣薄皮,贴于患处。

(2) 主治:“手指病”(一种因手指部位毛囊感染导致的疾病,症状表现为:单个手指出现化脓、红肿,感染处呈鱼目状),具有除脓、消肿功效。用法:取羊蹄部湿皮缠裹患指。

2. 羊小肠粪便

本品为Ovis aries Linnaeus小肠内粪便。与羊小肠一起冷冻备用。功能:护肤、防皴裂。用法与用量:将手用温水浸泡后,取适量本品涂抹手部,进行揉搓,再用温水洗净。2～3次即可见效。

3. 羊胆

本品为Ovis aries Linnaeus胆囊与汁液。鲜用。主治:“手指病”,具有除脓、消肿功效。用法:将患指置于胆囊内部。

4. 羊肉

本品为Ovis aries Linnaeus肉。治疗:感冒。疗术:取适量本品熬汤温热服用后,用棉被裹住身体至发汗为止。

(四) 山羊

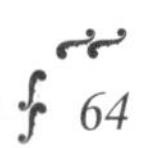

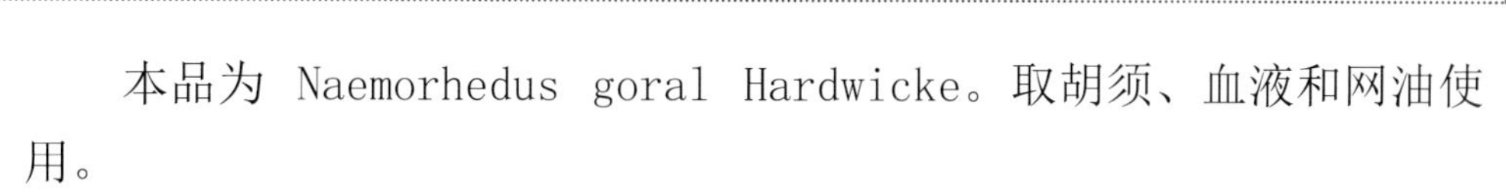

本品为 Naemorhedus goral Hardwicke。取胡须、血液和网油使用。

1. 山羊须

本品为 Naemorhedus goral Hardwicke的胡须。主治：黄水疮。用法与用量：取适量本品烧成灰后涂于患处。一次即可治愈。

2. 山羊耳血

本品为 Naemorhedus goral Hardwicke耳部鲜血。主治：干癣。用法与用量：取适量本品涂沫于患处。

3. 山羊网油

本品为 Naemorhedus goral Hardwicke网油。从山羊腹取出未待冷却时使用。主治：烧伤、烫伤。用法与用量：取适量本品包裹患处。

（五）骆驼

本品为Camelus bactrianus L.。取驼绒和驼鬣用于疗术。

1. 驼绒

本品为Camelus bactrianus L.绒毛。治疗：手脚跌打损伤。疗术：取适量本品用酒浸湿后包裹于损伤处，可加快伤愈。

2. 驼鬣

本品为Camelus bactrianus L.的鬣毛。治疗：因跌打损伤引起的肿痛。疗术：将本品与砖茶用水煮沸后用布包裹，将此热敷于损伤处，可起到消肿的功效。

（六）鹿

本品为鹿Cervus nippon。取心脏、心血、眼屎、鹿鞭、胎盘、茸角、筋使用。

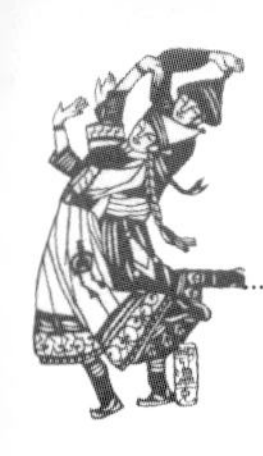

1. 鹿心

本品为Cervus nippon心脏。主治：心脏病。用法与用量：取本品置于桦皮筒或坛中，倒入白酒密封，20日后服用。每天1～2次，每次1～2小酒盅（约10～20mL）。

2. 鹿心血

本品为Cervus nippon死时心脏中所积存血液。晒干后备用。

（1）主治：心脏病和神经衰弱。用法与用量：用白酒或黄酒调和，空腹服用(男患者用雌鹿心血，女患者用雄鹿心血效果更佳)。每天1～2次，每次一汤匙（约5ml）。禁忌：热证、实证慎用。

（2）主治：心脏病。用法与用量：取一酒盅（容量约为10mL）本品与500g黄油混合均匀后服用。每次一酒盅（约10mL），一日2次。

3. 鹿眼屎

本品为Cervus nippon眼睑板腺所分泌黏性物质。晒干后备用。功能与主治：癫痫病。可使患者迅速苏醒。用法用量：癫痫发作时取适量本品点燃熏疗。于患儿肛门处熏疗效果更佳。

4. 鹿鞭

本品为Cervus nippon鹿鞭。取本品一套（含睾丸），用2000mL65°白酒浸泡备用。主治：肾虚、腰膝酸软、性功能障碍。用法与用量：根据病情每天服用1～2小酒盅（约10～20mL）。

5. 鹿胎

本品为Cervus nippon胎盘。晾干后研末备用。

（1）主治：妇科病和不孕症。用法与用量：取适量本品用温开水或红糖水送服。每次定量，每天1～2次。

（2）主治：习惯性流产。用法与用量：取10g本品用500ml黄酒浸泡，一天2次，每次一小酒盅（约10mL）。

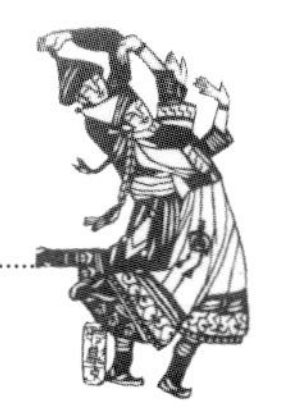

6.鹿茸

本品为Cervus nippon鹿茸。

（1）用白酒或黄酒浸泡备用。主治：治疗气血不足，全身乏力，神经衰弱。用法与用量：每天1～2次，每次1小酒盅（约10mL）。

（2）主治：产后缺乳。用法与用量：取适量本品用水煮沸后当茶饮。

（3）用纱布包裹放入水中用文火煮熟后切片晾干，用酒浸泡备用。主治：腰腿疼痛。用法与用量：适量饮用本品。

7.鹿筋

本品为Cervus nippon筋。晒干后用白酒浸泡备用。主治：抽筋。用法与用量：适量饮用本品。

（七）犬

本品为Canis familiaris linnaeus。取油脂、胡须和毛发使用。

1.犬脂

本品为Canis familiaris linnaeus油脂。主治：气管炎。用法与用量：取适量本品温化后与白糖搅拌服用。每天早晚各一次，每次一汤匙（约5mL）。

2.犬毛

本品为Canis familiaris linnaeus毛发。主治：被犬咬伤，具有止血快、防感染的功效。用法与用量：取适量本品烧成灰后涂抹于伤口。

3.犬须

本品为Canis familiaris linnaeus胡须。用于治疗鼻泪管堵塞。疗术：取本品一根消毒后置于鼻泪管内，用手摩搓。

（八）狼

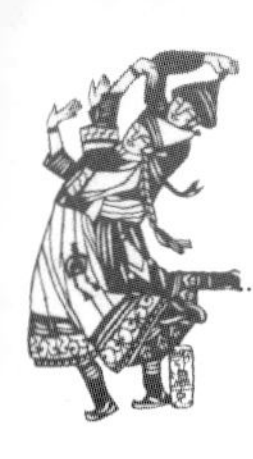

本品为Canis lupus。取皮使用。主治：荨麻疹，具有止痒、治愈快的功效。用法与用量：取本品擦拭患处。

(九) 狗獾

本品为Meles Meles Linnaeus。取油脂使用。主治：烫伤，具有消肿、止痛作用。用法与用量：取适量本品涂抹于患处。一日2～3次。（曾有涂抹一周后未留任何瘢痕而痊愈的病例）

(十) 猪

本品为Sus scrofa domestica Brisson。取心脏使用。功能：具有补心养心功效。用法与用量：取本品一颗内置朱砂3钱，埋于火炭下烤熟后食用。

(十一) 黑熊

本品为selenarctos thibetanus。取胆液和脂肪使用。

1. 熊胆

本品为selenarctos thibetanus胆液。晾干后备用。

（1）主治：热证。用法与用量：每次取高粱米粒大小或黄豆粒大小吞服。

（2）主治：眼疾。用法与用量：取适量本品溶于净水后滴入患眼。

（3）主治：视力减退。用法与用量：取适量本品溶于净水后滴入患眼。

2. 熊脂

本品为selenarctos thibetanus脂肪。主治：胃痛。用法与用量：温化后服用。每晚睡前服用，每次一汤匙（约5mL）。

(十二) 旱獭

本品为Marmota himalayana Hodgson，取肉和脂肪使用。

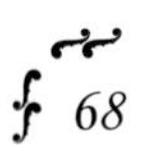

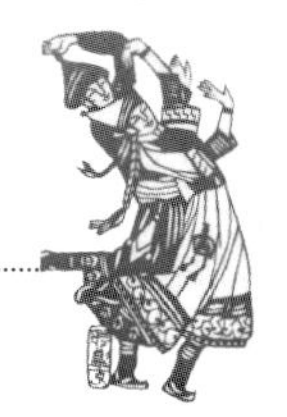

1. 旱獭肉

本品为Marmota himalayana Hodgson肉。主治：肾寒、宫寒。用法与用量：取整只旱獭煮熟后食用适量。

2. 旱獭脂

本品为Marmota himalayana Hodgson脂肪。主治：胃痛。用法与用量：取适量本品煮熟后食用适量。

（十三）狍

本品为Capreolus capreolus Linnaeus。取肝使用。主治：气血不足、体力下降。用法与用量：煮熟后适量食用本品。

第三节 鄂温克民族药用及疗术用禽类、昆虫类、矿物质等[79]

鄂温克民族药用及疗术用禽类、昆虫、矿物质等同样反映出鄂温克民族医药取材容易的特点。如砖茶、食盐、白酒、食醋等都是鄂温克民族在日常生活中必不可少的生活资料，在日常生活中随处可见，取用方便，其医疗实践用途正突出体现了鄂温克民族医药的上述特点。现将所调查到的鄂温克民族药用和疗术用禽类5种、昆虫类3种、矿物质5种、其他种类6种归纳如下。

一、禽类

1. 鸡

本品为Gallus gallus domesticus。取肉使用。功能：恢复体

79 本节内容曾以《鄂温克民族药用及疗术用动物药、昆虫类药材、矿物质药材调查报告》和《索伦鄂温克民族医药初步调查报告》为题分别发表于《中国民族医药杂志》2011年第1期和2009年“国际传统医药发展鄂尔多斯论坛暨国际传统药与创新药学术研讨会论文专辑”，在编辑过程中有所修改。

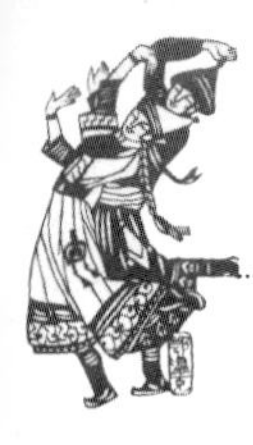

力。用法与用量：取适量本品煮熟后食用。

2.天鹅

本品为Cygnus cygnus。取羽绒使用。功能与主治：具有疗伤功效。用法与用量：取适量本品烧成灰后涂抹于患处。

3.麻雀

本品为Passer montanus Linnaeus。取腿部鲜血使用。

（1）主治：皮肤癣。用法与用量：取适量本品涂抹患处。

（2）主治：粉刺。用法与用量：取适量本品涂抹患处。

4.“达仍衮打”鸟

本品拉丁文名待确定。取腿部鲜血使用。主治：皮肤癣。用法与用量：取适量本品涂抹患处。

5. 喜鹊

本品为Pica pica(Linnaeus)。取肉使用。主治：产后缺乳。用法与用量：将整只本品埋入炉灰中烤熟后食用。食用2～3只可痊愈。

二、昆虫类

1.蜜蜂

本品为Apis cerana F abricius。取蜂巢使用。主治：蜂窝组织炎。取适量本品烧成灰后涂抹于患处。

2.蚂蚁

本品为蚁科Formicidae昆虫。取蚁巢使用。主治：痈。用法与用量：取本品一把，用水煮沸至深棕色，将此洗于患处。一日3次（曾有清洗三日后痊愈的病例）。

3.红蚁

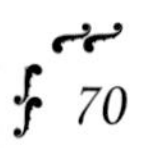

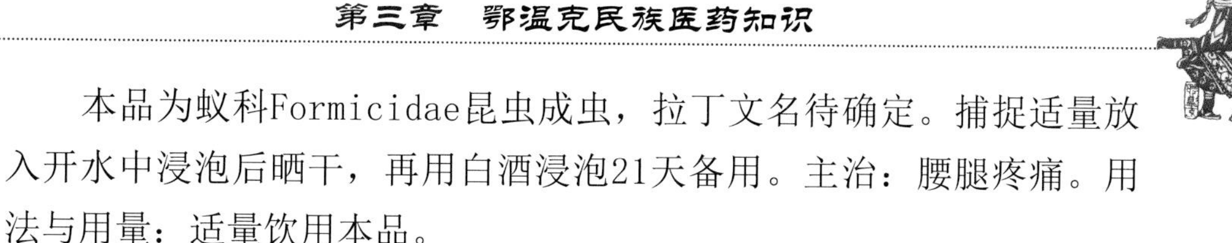

本品为蚁科Formicidae昆虫成虫，拉丁文名待确定。捕捉适量放入开水中浸泡后晒干，再用白酒浸泡21天备用。主治：腰腿疼痛。用法与用量：适量饮用本品。

三、矿物质

1.滑石

功能与主治：具有疗伤功效。用法与用量：取适量本品研末，涂抹于患处。

2.铜

本品为Cuprum。

（1）治疗：痈疽。见本章第二节“黄油”部分。

（2）主治：痈疽。用法与用量：取适量本品研末，涂抹于患处。

3.朱砂

本品为Cinnabaris。功能与主治：补心养心。用法与用量：取猪心一颗内置朱砂3钱，埋于火炭下烤熟后食用。

4.明矾

本品为Alum。治疗：小儿流涎。疗术：捣碎适量本品用薄纱布包裹后摩擦治疗患儿舌部。

5.食盐

本品为Natrii Chloridum。

（1）治疗：春季因血盛引起的头痛。疗术：用手蘸温盐水轻轻拍打浸洗头部。

（2）治疗：小儿遗尿。见本章第二节“黄油”部分。

（3）治疗：肿痛和关节炎。疗术：见本节“砖茶”部分。

（4）治疗：手脚跌打损伤。疗术：见本节“砖茶”部分。

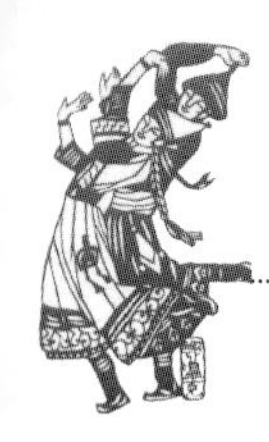

（5）治疗：“茂尼遥常哈”症。①疗术：刺破因患“茂尼遥常哈”症而于肛门处出现的血疱后，将本品敷于肛门处。②疗术：见本节“砖茶”部分。

（6）治疗：小儿惊厥。疗术：将食盐放入置于小锹上的火炭上，令患儿蹲坐于其上，进行熏疗。注意事项：应使患儿与火炭保持一定距离，谨防患儿烫伤。

（7）治疗：外感风寒。疗术：见本节“砖茶”部分。

（8）治疗：腿脚肿痛。疗术：见本节“砖茶”部分。

（9）“常哈”症。疗术：见本节“砖茶”部分。

四、其他

1. 童子尿

（1）主治：结膜炎。用法与用量：取适量1～2岁男童尿液洗于患处，每日一次。

（2）功能：退热。用法与用量：取适量七岁以下男童尿液浸于布匹，将此敷于背部与胸部。（曾有用此方法外敷一夜，即退甲亢手术后持续两天40℃高热的病例）

（3）主治：“茂尼遥常哈”症。用法与用量：取适量七岁以下男童尿液，口服。

2. 母乳

主治：小儿眼睛发红、眼屎过多。用法与用量：取少许本品滴入患处。

3. 食醋

治疗：治疗骨质增生。疗术：将烧红的红砖置于铁盘中倒入500g食醋，待醋被红砖吸收完全后用布包裹，再将食醋倒在用于包裹的布上，令其完全吸收。最后，为避免烫伤，在上述用布包裹的红砖外再

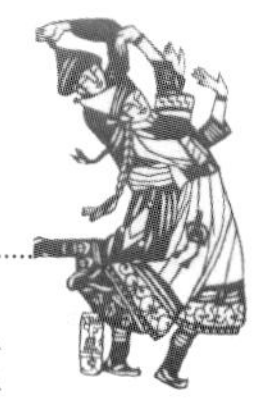

用干毛巾包裹，将此敷于患处1小时左右（至红砖温度下降至常温左右）。治疗5～7天即可好转。

4.砖茶

（1）治疗：因“子宫赫依病”引起的头痛、头晕、耳鸣。疗术：取适量本品煮成浓砖茶水，先将此轻轻拍打浸洗头部，后浸泡足部。

（2）治疗：手脚跌打损伤。疗术：取适量本品与食盐用水煮沸，将上述茶叶敷于患处后用布包裹进行敷疗。

（3）治疗：肿痛和关节炎。疗术：取适量本品与食盐（剂量应多于平时饮用水平）用水煮沸，用其蒸气蒸熏患处，或将上述茶叶敷于患处进行敷疗。注意事项与禁忌：应根据病情确定敷疗时间，时间不宜过长。后背、腹部，以及肾脏、肝脏和心脏部位不宜进行敷疗。敷疗后应谨防受风和受凉，并应注意饮食。

（4）治疗：外感风寒。用法与用量：于放血疗术后使用。取适量本品与食盐煮成浓砖茶水饮用。

（5）治疗：腿脚肿痛。疗术：取适量本品与食盐用水煮沸，先用其蒸气蒸熏患腿，后将茶叶用布或毛巾包裹（将茶叶装入布袋中亦可）敷疗患处。注意事项：在进行治疗前应先用手蘸热水或热砖茶水轻轻拍打浸洗头部，否则会出现头痛等不良反应。敷疗后应谨防受风和受凉。

（6）治疗：重“茂尼遥常哈”症。用法与用量：于放血疗术和推拿后使用。取适量本品煮成砖茶水饮用至发汗为止。

（7）治疗：“茂尼遥常哈”症。用法与用量：于实施放血疗术等相关疗术后使用。取适量本品与食盐（剂量应多于平时饮用水平）煮成浓砖茶水饮用。

（8）治疗：“茂尼遥常哈”症。用法与用量：于放血疗术后使用。取适量本品与食盐煮成浓砖茶水饮用。

5.白酒

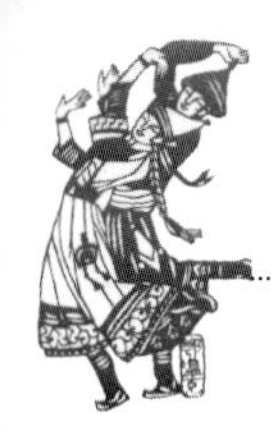

治疗：发热。疗术：将布匹用本品浸泡后缠裹患者腹部。

6.香

主治：痈疽，具有除脓的功效。用法与用量：取一根本品研磨成粉状后掺入适量白面，和好后敷于患处。

第四节　鄂温克民族传统疗术

在长期与疾病相抗争的过程中，鄂温克人积累了丰富的医药知识，在一些疾病的病因、症状、查体、治疗等方面形成了独具特色的认识。由于受萨满教的影响，其部分传统疗术属于“道穆疗术”（用于治病的法术）范畴，宗教色彩浓厚，一些疗术甚至仅为单纯运用特定心理疗法的“道穆疗术”。现将本章前三节中所未收入的鄂温克民族传统疗术（包括其对部分相关疾病的认识）归纳如下。

1.脑震荡的诊治

鄂温克民族医药有关脑震荡的诊治，有如下观点。

（1）观点一

病因：因在雨雪中滑倒、交通意外、从马等坐骑或高处坠落而使头部受到撞击，可引起脑震荡。

症状：头痛、眼花、恶心、呕吐、食欲不振、全身乏力、精神萎靡（一说为头部剧烈疼痛、头晕、眼花、恶心、呕吐、食欲不振、面色苍白、精神萎靡）。

查体：对于脑震荡可用绳量法加以诊断。具体方法为：在皮腰带或宽一寸左右的布（一说为两尺长的布）中央标记（一说为以缝纫用针标记）后对准前额正中，将皮带或布的两端在枕部正中对齐测量（一说为用右手在绳带上敲打后测量），长出的一侧，即为震出的一侧。

治疗方法一：将上述布或皮带在患者枕部系好，在健侧用拳头在布上敲打归位。如患病较重则在枕部用木棍将绳带旋紧，在木棍上敲击治疗。根据病情，治疗1～3次可痊愈。

治疗方法二： 将布或皮带合系于患者枕部，病情较轻则用手敲震布或皮带复位，病情较重则用木棍敲震布或皮带复位。治疗1次即可痊愈。注意事项：在使用木棍敲震复位时，应注意敲打位置的选定和用力大小的调控。

治疗方法三：在头部外伤情况下，可采取如下治疗方法：将患者置于平躺位，双下肢放平，敲震足底部，可痊愈。

治疗方法四：推拿入位。3～5次可痊愈。

（2）观点二

症状：脑震荡患者的症状为头晕、头痛、恶心、面色苍白或发红。颅骨缝因震荡出现损伤的患者在出现上述症状的同时，病情较重者则会出现口鼻流血、四肢抽搐、双眼上翻，一些患者还会出现在未睡眠状态下打鼾的症状。

查体：脑震荡患者头颈两侧肌腱出现长短不一现象。将患者置于平躺位，双下肢放平、伸直，查其两腿长短不一，则可诊断为脑震荡。脑震荡和颅骨缝因震荡出现损伤亦可用绳量法进行诊断。其方法见“观点一”相关内容。

治疗方法一：用绳量法进行诊断后，在布或皮带较短一侧于距耳四指处，用木棍以较大用力进行敲震，再于头顶处以中等力量进行敲震。最后，于布或皮带相对较长一侧以较轻力量进行敲震。如此反复敲震三次，共九次后，令患者静卧20或30分钟，可痊愈。

治疗方法二：将患者置于平躺位，双下肢放平、伸直，查其两腿长短不一，则将水平木板置于其足底部，用力敲震木板三次后，令患者静卧15分钟左右，再轻轻扶起，可痊愈。

2. 胃损伤移位的诊治

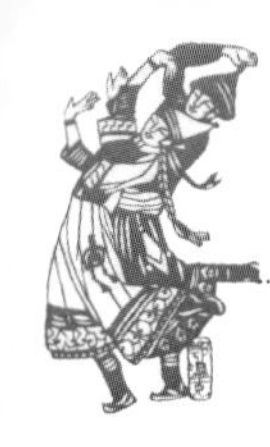

症状：泄泻、胃痛、恶心，病情严重者还会出现呕吐症状。

查体：将患者置于平躺位，双下肢放平、伸直，查其两腿长短和腹部两侧大小是否一致，如不一致则可诊断为胃损伤移位。

治疗方法一：经体查左腿（右腿）相对短则握住患者左腿（右腿）和右手（左手）交叉拉伸，再握住右腿（左腿）和左手（右手）交叉拉伸（应较前一步骤用力较轻）。如此反复拉伸三次后，轻轻按摩推拿胃部则可痊愈。

治疗方法二：按摩推拿胃部亦可痊愈。

3.腰脊肌筋膜综合征（腰脊肌筋移位）的诊治

症状：脊背部剧烈疼痛、脊背变驼、无法活动、无法提取重物。主要用惊吓患者的方法使其复位。

治疗方法一：在患者不知情的情况下，采用泼水的方式使其惊吓，可复位。

治疗方法二：令患者平躺，将马绊子于髂前上嵴处绕过患者腰骶部，横跨患者身体握住马绊子两端，突然向上猛拉三次，可复位。

治疗方法三：令患者跪坐，突然用力拍打患者三下，使其惊吓，可复位。

4.治疗小儿惊厥

治疗方法：将患儿置于门槛或灶上方，二人握住患儿手脚斜向拉拽，可苏醒。

5.“茂尼遥常哈”症的诊治

有关“茂尼遥常哈”症的诊治有如下观点。

（1）观点一

“茂尼遥常哈”症可分为轻度“茂尼遥常哈”症、重度“茂尼遥常哈”症及“查干弥罕常哈”症三种。

①轻度“茂尼遥常哈”症

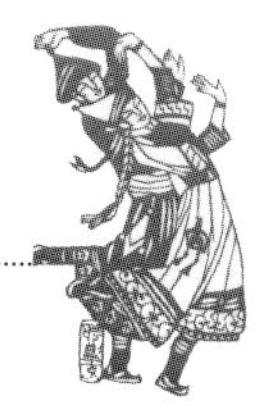

症状：胃痛、恶心。

治疗方法：于肘部静脉针刺，放出少量血（有用上述治疗方法治疗后轻轻推拿患者胃部治愈的病例）。

②重度“茂尼遥常哈”症

症状：头痛、眩晕、腹部剧痛、呕吐腹泻、发热、浑身乏力、无力行走。

查体：在胸前和脊柱部用中指用力扣敲，扣敲处出现皮肤鼓起。

治疗方法：在上述鼓起处针刺，放出少量血。（曾有用上述疗法治疗后轻轻推拿患者胃部，并让患者喝浓砖茶至发汗而治愈的病例）

③“查干弥罕常哈”症

症状：腹泻呈水样便，眼花、眩晕，输液治疗后症状呈加重趋势。

查体：肛门内处可见褐色水疱。

治疗方法：针刺肘部静脉、背部、手脚指尖，刺破肛门处的血疱后，置捣碎的蒜于肛门内。

（2）观点二

症状：头痛、呕吐、腹泻、胃剧痛、起病急、手脚冰凉、虚汗淋漓，输液治疗后病情呈加重趋势。

查体：肛门内处可见红色水疱；用右手中指扣敲背部，扣敲处可见皮肤凸起；胸部和背部可见因患该症而长出的黑色短小毛发。

治疗方法一：用针刺破肛门处红色水疱后，放入小粒盐或葱。

治疗方法二：取适量7岁以下男童尿液服用，效果更佳。

治疗方法三：针刺前述背部凸起皮肤，外治一次便可见效。

治疗方法四：用针挑拔下胸部和背部出现的黑色短小毛发，可痊愈。

治疗方法五：患者病情加重晕厥时，针刺其十指指甲缝，可促醒。

（3）观点三（取自莫德格萨满治疗“茂尼遥常哈”症的病例）

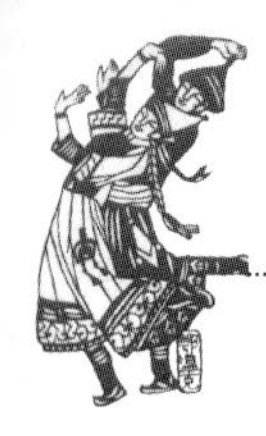

病因：因渡河淌水受凉。

症状：腹胀、嗳气、胃痛、呕吐、腹泻。

查体：胸脯两侧可见因患有该症而长出的7根白色毛发，肛门处可见血疱。

治疗方法：从胸脯两侧用针别挑拔因患有该病而长出的7根毛发后，针刺腘静脉、肘静脉，再刺破肛门处的血疱。最后，喝较咸浓砖茶水至发汗，可治愈。

6. “常哈”症的诊治

症状：主要有腹部疼痛、呕吐等症状。

治疗方法一：针刺肘部静脉，放出少量血，可治愈。

治疗方法二：进行放血疗法后，喝加盐浓砖茶水，可痊愈。

7. 腹泻的治疗

治疗方法：将白面制成的七个小馒头埋于炉灰下烤熟后食用。

8. 沙眼的治疗

治疗方法：用扁叶野草刮削患处。

9. “蛇癣”的诊治

症状：部分皮肤发红、出现红色丘疹和水疱、患处刺痛、剧烈疼痛、伴有发热。出现于腹部时如其首尾相连，缠绕身体一周，则会导致死亡。依据其症状表现的不同又可分为“火蛇癣”和“水蛇癣”两种。“火蛇癣”主要伴有高热，“水蛇癣”则主要表现为出现水疱。

治疗方法一：用白面捏成蛇状物，摩搓患处。再将旧铜钱于烛火上烤热，从头至尾轻按“蛇癣”，实施道穆疗术。每日一次，五次可治愈。注意事项与禁忌：用旧铜钱轻压患处时，应注意铜钱温度，以免烫伤。治疗期间忌食辣椒等刺激性食物。

治疗方法二：用酒精或白酒消毒患处后，将白面捏成的蛇状物置于患处，再用香火从头至尾轻按“蛇癣”，实施道穆疗术。最后，将

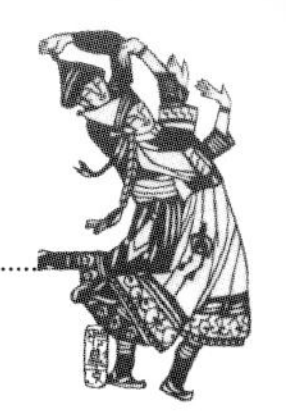

蛇状物放入一碗牛奶中扔到河水中或洁净处。

治疗方法三：用墨汁于患处用满文或蒙文书写、画框，实施道穆疗术。三次可痊愈。禁忌：治疗期间忌饮酒和食用辣椒等刺激性食物。

治疗方法四：用纸剪出蛇状，用香于患者面部香熏2～3次后，用香火烧掉所剪纸蛇，将其灰烬置于一碗水中，于上风处扔掉，实施道穆疗术。三次可痊愈。

治疗方法五：用红线于患处打下数个绳结，用香火从“蛇癣”头至“蛇癣”尾烧掉红线，实施道穆疗术（曾有一次治愈的病例）。

10. 皮肤癣的治疗

治疗方法：将旧铜钱于烛火上烤热后轻按患处，实施道穆疗术。每日1次（曾有治疗三天痊愈的病例）。

11. 小儿流涎的治疗

治疗方法一：将马嚼子衔于患儿口中，实施道穆疗术，可好转。

治疗方法二：用古代男士所戴扳指摩擦患儿舌部，实施道穆疗术。

12. 小儿呛食的治疗

治疗方法：在患儿跨过三道门槛的同时，敲打其背部，可好转。

13. 乳房浮肿的治疗

治疗方法：用黑熊（selenarctos thibetanus）熊掌摩擦患处，实施道穆疗术，可好转。

14. 治疗哺乳期妇女乳房浮肿

治疗方法一：用黑熊（selenarctos thibetanus）熊掌摩擦患处，实施道穆疗术。

治疗方法二：用木梳轻梳患处，实施道穆疗术，可好转。

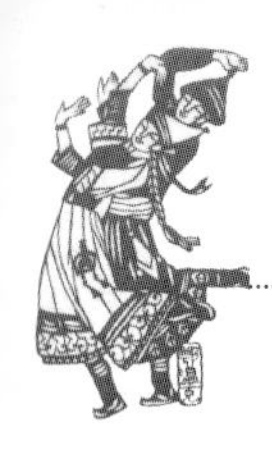

15.小儿“额黑勒仍”症的诊治

（1）观点一

病因：陌生人等突然造访致使小儿受到惊吓。

症状：哭闹、不愿进食、低热、呼吸时胸部（或喉咙处）和两肋下出现凹陷、喘鸣、精神萎靡等。多见于未满周岁的新生儿。

治疗方法：于小碗中盛满炒米或小米（旧时未脱壳稷子米）后用黑布或红布盖住碗口，再将小碗倒扣轻轻置于患儿胸部和腹部（一说为凹陷处）慢慢旋转三次，实施道穆疗术。每日一次，三日可治愈（有治疗两次痊愈的病例）。

（2）观点二

症状：呼吸困难、喘鸣、哭闹、不愿进食、精神萎靡、胸部出现凹陷。

治疗方法：于小碗或酒盅中盛满小米后用黑布盖住碗口，再将碗或酒盅倒扣置于患儿胸部旋转2～3次，实施道穆疗术（有治疗三次痊愈的病例）。

16.治疗白内障

治疗方法：令患者面朝太阳端坐。施术者一手持盛有水的碗置于患眼下方，另一手握未脱壳的稷子米，口中默念“快快掉下来”，同时使手中稷子米慢慢落入碗中，实施道穆疗术。3-5次可痊愈。

17.小儿发热的治疗

治疗方法：用纸剪出驴状，令患儿在纸驴上唾唾液后，到上风处将纸驴扔掉，实施道穆疗术。

18.“手指病”

“手指病”又被称之为“鱼眼”，是一种因手指部位毛囊感染所致疾病，症状表现为：单个手指出现化脓、红肿，感染处呈鱼目状。

治疗方法一：用纸剪出鱼状。用香火将纸鱼烧掉后，将其灰烬置

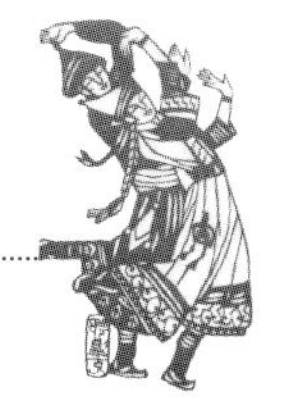

于一碗水中，到上风处扔掉，实施道穆疗术。1～3次可痊愈。

治疗方法二：在纸上画出鱼状，将所画鱼眼对准患处念三次咒语后，将所画鱼儿烧掉，实施道穆疗术。

19.治疗胸部和背部受风疼痛

治疗方法：于患处拔火罐后针刺放出少量血，再拔火罐，可痊愈。

第五节 鄂温克民族医药病案整理

由于其他民族医药文化的强烈冲击，鄂温克民族医药于现代社会已被逐渐边缘化，仅于民间得到一定程度的运用。这为鄂温克民族医药病案的搜集工作带来了极大的困难。现将课题组调查到的典型医案整理如下，以供从事民族医药教学、科研的医学工作者参考。

1.治疗脑震荡

患者达某某，男，10岁，鄂温克族自治旗第一小学三年级学生。2008年12月18日因雪天乘车道路颠簸，头部撞到汽车钢梁出现头痛、头晕、无食欲、恶心、四肢乏力等症状。家人送到乌云花处治疗。乌云花诊断为脑震荡，采用“绳量震颤”法（具体方法见本章第四节）进行治疗，三天后上述症状完全消失。

2.治疗腰椎骨质增生

患者丹某，男，56岁，鄂温克族，鄂温克族自治旗辉苏木乌兰宝力格嘎查牧民。2003年5月腰部疼痛，无法行走，需在他人搀扶下坐卧。家人送至海拉尔市医院就诊，X光诊断为腰椎3～4节骨质增生。后到乌云花处就诊。乌云花采用醋热敷疗（将1斤醋倒在烧红后置于铁盆中的红砖上令其充分吸收后用布包裹，再将余醋倒在包裹红砖的布

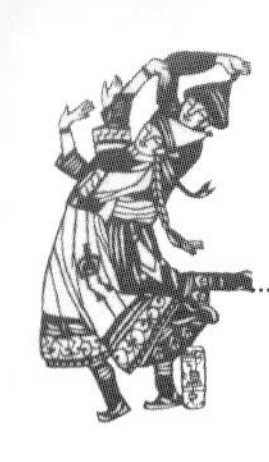

上，将此热敷于患处）进行治疗，每日1次。治疗6天出现明显好转，治疗10天后恢复如常。

3.治疗消化不良

患者唐某，女，鄂温克族，内蒙古自治区呼伦贝尔市鄂温克族自治旗辉苏木乌兰宝力格嘎查牧民。1993年患有胃病，食欲不振、消化不良，胃部偶有疼痛。采用鄂温克传统方法进行自我治疗，治疗数年后恢复如前。具体疗法为：将白屈菜切成小段，用开水沏后当茶饮，每次5克，每日2～3次。

4.治疗久治不愈的咳嗽

患者白某某，男，45岁，鄂温克族自治旗民政局退休干部。因外感风寒咳痰、咳嗽不止，久治不愈。采用鄂温克传统疗法进行治疗后痊愈。具体疗法为：将一汤匙牛奶和亚洲百里香用一碗水煮开后滴入少量黄油，在尚未完全冷却时服用。

5.治疗丘疹

患者查某某，女，18岁，鄂温克族，海拉尔第一中学学生。2008年4月面部出现红色丘疹瘙痒难耐。到医院就诊久治不愈，且有恶化趋势。2008年11月停药后到格根哈斯处就医。格根哈斯用“圣水”疗法治疗三天后痊愈。具体疗法为：水煮亚洲百里香，在尚未完全冷却时内服此水，再用此水清洗患处。

6.治疗带状疱疹

患者敖某某，女，29岁，达斡尔族，在宁波市工作。2009年8月患带状疱疹（“蛇癣”），皮肤癣从腹部开始缠绕全身，延伸至胸部，呈黑色，疼痛难忍。在医院医治无效，到乌伦花处用鄂温克传统“道穆”疗术进行医治，每日1次，5日后痊愈。疗术具体分为如下步骤：（1）用和好的白面捏出小蛇，用小蛇摩搓患处。（2）将旧铜钱用烛火烤热后按在患处。

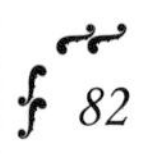

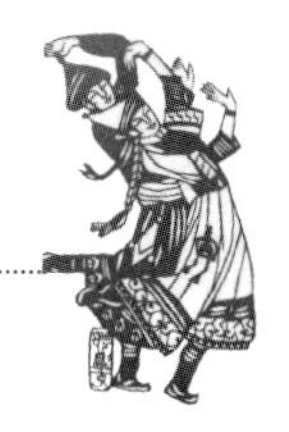

7.治疗“茂尼遥常哈”

患者娜某某，女，鄂温克族，49岁，27岁时因到野外采集野果渡河受凉而患病。胃满腹胀、腹部疼痛难忍、呕吐、泄泻。经米吉格萨满诊断为“茂尼遥常哈”，采用针刺放血等鄂温克传统疗术治疗1次后痊愈。疗术具体分为如下步骤：（1）用针别拔取因患该病而在胸部两侧长出的白色毛发各七根。（2）在两腿腘窝和两手肘窝处针刺放血。（3）用针挑破因患该病而在肛门处长出的血疱。（4）令患者喝下较咸的浓砖茶水，直到发汗为止。

8.治疗小儿惊吓

患者为伊某某的幼女，女，鄂温克族，未满三月时患小儿惊吓，哭闹不止，伴有呼吸急促、发热等症状。家人送至阿拉腾德力格尔处就医。体征检查发现胸部和两肋下凹陷，诊断为小儿惊吓。采用鄂温克传统“道穆”疗术每日1次，治疗2日后痊愈。具体疗术为：碗内放满炒米用红布或黑布蒙上碗口，倒扣轻按患儿胸部和腹部3次。

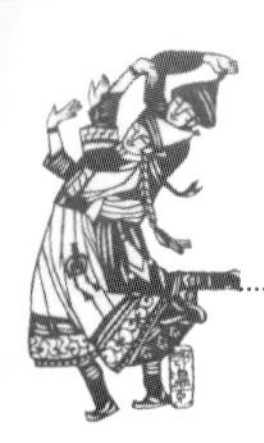

第四章　鄂温克民族保健文化

在漫长的历史发展过程中，鄂温克族创造了丰富多彩的保健文化。本章将对鄂温克民族传统舞蹈、传统体育运动项目、传统民居、服饰和饮食文化做一简要介绍。

第一节　鄂温克族传统舞蹈[80]

舞蹈具有强身健体和娱乐的功效，有助于身心健康，因此可视为医疗保健文化的重要组成部分。在长期的狩猎、游牧生产生活中，鄂温克人创造并传承与发展了独具民族风格的民间舞蹈。舞蹈动作的形式大致可分为以下几种。

1. “努日该勒”

“努日该勒”，又称“伊坎”，是鄂温克人每逢节庆、丰收日，或宴请宾客时所跳载歌载舞的传统舞蹈形式。有以下几种：

（1）舞蹈开始时较抒情，双手臂左右换方向摆动，手腕下压，双脚进行单踩步，接下来双人面对面拉起手，互相交换位置，动作反复循环，伴之歌唱，随着节奏的加快动作也变得激烈，舞者口呼“罕

80　本节主要根据乌热尔图主编《鄂温克克风情》（内蒙文化出版社，1993）、内蒙古自治区编写组《鄂温克族社会历史调查》（内蒙古人民出版社，1986）编写而成。

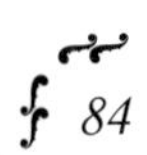

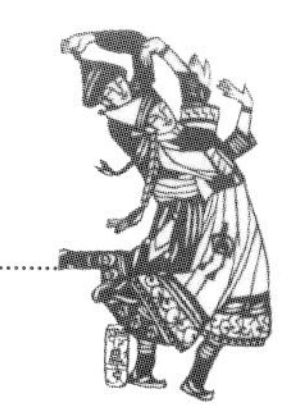

伯、罕伯”，口音短重，呼声宏亮。

（2）舞者双人面对面，右手立掌在胸前，从右到左，再换左手，动作相同，另一手背后，再后双手握空拳，在腰间一前一后交换做，再变为双手叉腰，挺胸对肩。这三组动作的呼号是：“霍吉尔、呼吉尔、呃遵卧”，脚部的动作为半脚踏步。

（3）舞者双人面对面，左手握空拳于左胸前，右手从左手腕向下，做绾袖子状，口喊“嘎嘿日嘎”，随后又变为梳头照镜子动作，左手背后，右手从脑门摸至脑后，再换左手反复，身体变换方向，再变为双手在脸前拍一下后，一手平展在脸前为镜子，另一手摸头发，并伴有“呃西耶”的喊声，脚部的动作依然是半踏步。

（4）模仿劳动的担水动作，一手叉腰，一手由下垂转至划半圈到肩上，左右手变换做，节奏由慢到快，慢时喊“呃遵玛”，动作加快后就变为“呃遵”，脚平步向前走。

2.“斡日切”舞

“斡日切”舞是鄂温克族民间舞蹈的一种形式。“斡日切”是鄂温克语，为“天鹅”之意。舞蹈象征着自由、幸福与对于吉祥的祝愿。舞蹈人数不限，男女均可参加。舞者排成内外两圈，男士列于外圈，女士列于内圈，面朝向内。舞蹈时，舞者左右伸展双肩，双肘下压，腕部抬起与手平行，手心向下，跟随节奏一拍一次拉软腕。其脚部动作为跟随步，男圈向左转，女圈向右转，也可以内外两圈交错行进。当男女两圈交错时，舞者双手由旁至前到头顶，再从头顶移至胸前，男女舞者分别以“咕”“给”呼声配合舞蹈，其呼声恰似天鹅从天空飞落时所发出的鸣叫。舞者双肩伸展似天鹅展开双翅，列队则模拟天鹅群“人”字、“一”字排列，变化多样。

3.熊斗舞

熊斗舞是模仿黑熊斗架动作的舞蹈。这一舞蹈由男女组合同跳，其男性动作雄健、潇洒，体现了高山丛林所赋予他们的剽悍英姿和勇

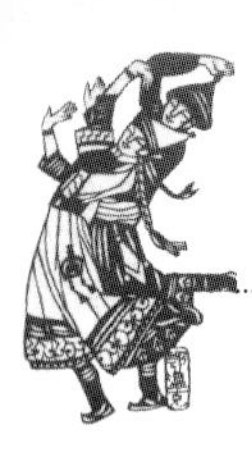

敢坚毅的气质。女性动作则健俏、柔美。舞者两人一组，上身略向前倾，两膝弯曲，两手放在膝盖上，双脚同时跳跃，落地有力，双肩和头部左右换方向，模仿熊咬对方状，并口呼“吼莫、吼莫”的吼声，最后，用嘴叨下对方头巾或帽子、脱身跳出者为胜。舞蹈可以几组同跳，也可以一组为主，其他人以同样动作在旁助威。“熊斗舞”一方面表现了鄂温克人对熊的图腾崇拜，另一方面也表现了鄂温克人粗犷的性格和获得丰收后喜悦的心情。

4. “爱达哈喜楞”舞

“爱达哈喜楞”舞流传于内蒙古阿荣旗查巴奇鄂温克民族乡和扎兰屯市萨马街鄂温克民族乡，为鄂温克族男性舞蹈，妇女并不参加。“爱达哈喜楞”为鄂温克语“雄性野猪搏斗”之意。舞蹈由二人共舞，舞者身着毛朝外的狍皮服装，化装成雄性野猪的形象，脸上涂白粉。舞蹈开始时，两人从两边向中间靠拢，一脚单步，膝盖稍弯，另一腿向后抬起，自然弯曲，身体向前稍倾，一手握拳向头部前方伸出，另一手握拳背后，两人靠拢后背对背转圈，向左右方向做动作，然后两人对面错开，互相左手拉左手，左脚勾左脚，成一大扇面形，右脚跳动，互相向外扯，最后变搏斗状，双腿同时蹲住，沉稳地跺步，身体不起伏，姿态如熊斗舞，动硬肩，互相进攻做咬肩状。接下来后退，躲闪，又互相撞肩，直至一人败下阵来，这组动作与“熊斗舞”气质相同，在整个舞蹈中同样伴有“吼莫、吼莫”的怒吼声。

5. “圈舞”

“圈舞”流传于根河市敖鲁古雅猎民乡，是深受敖鲁古雅鄂温克男女老幼喜爱的舞蹈。鲁古雅鄂温克人常年于原始森林中分散游猎，聚集到一起时，便会围着篝火跳起圈舞。舞蹈一般由七人至二十人参加，男女老幼围着篝火手拉手围成圆圈，顺太阳运行的方向双脚一前一后交错落地，身体随脚部动作前合后仰。伴舞的歌曲由领唱者先唱后，人们再齐声重复歌唱，并伴有“号！号！号代！噢号！噢号！号

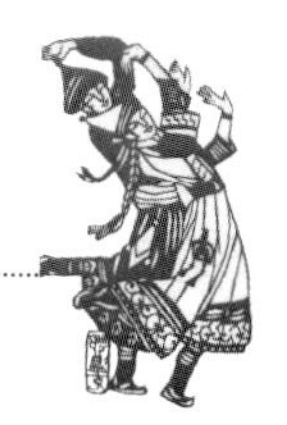

日代！”的呼声。舞蹈反映了鄂温克人豪迈的个性和乐观主义情怀。

第二节　传统民间体育项目[81]

在长期的狩猎和游牧生活与生产实践中，鄂温克族创造了独具民族特色的传统民间体育项目，包括：射箭、抢银碗、赛马、驯马、摔跤、抢枢、搬棍子、颈力赛、滑雪、曲棍球等。这些体育项目丰富了鄂温克人的娱乐生活，锻炼了鄂温克人的体魄，是鄂温克族健康保健文化的重要内容。

1.射箭

射箭（鄂温克语称“嘎普仁”）是鄂温克传统体育项目之一。鄂温克族是古老的森林狩猎民族。在过去，鄂温克族男子都佩戴弓箭。弓箭曾是他们重要的狩猎工具，也曾是他们抵御外来侵略的重要武器。鄂温克人所用的弓（鄂温克语称“波日”）用柳、榆、桦木等材料折弯上弦制作而成，为了增强拉力和耐用性，可把两层弓木黏合在一起，并在弓的握柄和系弦处镶兽骨固定。其弓弦用鹿、犴的筋制作。鄂温克人所用箭（鄂温克语称“涅日”）则用木材削制而成，箭头配有铁或骨制的箭镞。箭尾装饰配有两排对称的羽毛，以保持箭在整个射程中的平衡。鄂温克射手还在拉弓的大拇指上戴上用空心兽腿骨制成的扳指（鄂温克语称“额日格屯”）以确保拉弓得力。

鄂温克族的射箭比赛一般在祭祀敖包时或节假日进行。比赛射程为30～50米不等，以中环多者为胜。比赛用靶环为2寸多厚的圆形箭靶，用木架固定，置于比赛场上。箭靶绘有红白相间的同心圆环，环的中心为洞眼，鄂温克语称“托布道林”。平时，青少年进行射箭比

81　本节内容主要依据全国政协文史和学习委员会暨内蒙古自治区黑龙江省文史资料委员会《鄂温克百年实录》（中国文史出版社，2008）等编写而成。

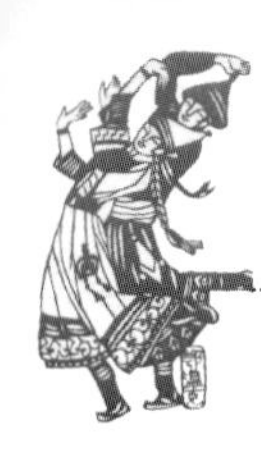

赛，则用“阿伊坎”（羊踝骨）作靶环进行射击。他们把“阿伊坎”放在地上排列成一排，用木箭射击，以中环多者为胜。

2. 抢银碗

抢银碗（鄂温克语称“莫贡坛古日体能”）是鄂温克族地区流传已久的极具民族风格和特色的马术表演项目之一。它是展示力量与智慧的游戏，也是展示骑手骑术与速度的一种独特的竞技性体育运动，深受鄂温克族中青年所喜爱。该项运动由鄂温克民族古老婚礼习俗演变而来。在鄂温克族传统婚礼中，女方会在送亲队伍中事先选定几名骑术优秀、善骑好马的壮小伙子。待婚礼即将结束、喝完最后一轮酒时，女方代表中会有一人趁机将银碗揣起（意为带走福气）退席。等到起程时，揣银碗的人便拿出银碗，挥动手说：“男方亲家们，你们能追上我们的快马吗？有骑术高超的好汉吗？我们把姑娘的福分带走了。”说完，便快马加鞭往回跑。这时，早有准备的男方小伙子会飞身上马，进行追赶，力图抢回银碗。抢银碗比赛由此开始。比赛中，持有银碗者如果被对方的骑手追赶到，则可将银碗传递给自己的同伴；如果银碗掉在地上，则任一参加者都可以在马背上将其俯身捡起。比赛以守住（女方）或夺得（男方）银碗的一方为胜。

3. 驯马

驯马（鄂温克语称“莫林塔体嘎仁”）是一项趣味性强、考验参加者毅力、意志与骑术的鄂温克民族传统体育运动，一般在春末夏初之际进行，其最佳时机为马未吃饱青草之前。在驯马活动中，参加者一般骑着骏马追赶需驯服的马匹，用套马杆将其套住后进行驯服。其驯服对象为从未驯服的两岁、四岁或五岁的小马。三岁的马因正处于长膘发育期，体质单薄，一般不会成为套驯对象。对于两岁小马，可以用套马杆或直接抓住尾巴将其绊倒后，在不配任何鞍具的情况下，由十岁左右的男孩进行驯服。驯服五岁的马匹，是深受鄂温克青年喜爱的运动。而种马或多年未繁殖的骒马，则需由驯马技术超群或力大

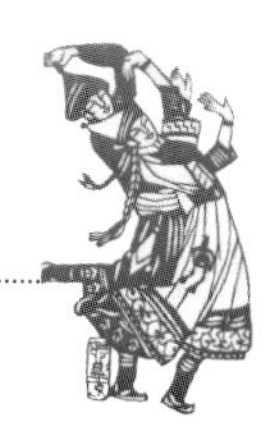

无穷的骑手来加以驯服。

4. 套马

套马(鄂温克语称“莫林浩给拉仁”)是鄂温克族传统体育活动之一。每逢“米阔勒”节，鄂温克人都会举办套马比赛。比赛一般由年轻男性参加，姑娘们则会身着艳丽的服饰，以古老的民歌“赞达仁”和优美的“罕伯”舞为比赛助兴。比赛时，几十名骑手欢呼着飞身上马，挥舞着套马杆奔向马群，追逐烈马。一名骑手率先套住烈马后，其他骑手便会蜂拥而上，将烈马摔倒在地。

套马与其他体育项目比赛不同，不分名次。它所考验的是骑手的臂力、腰力和腿力，以及骑术和勇敢顽强的意志。

5. 赛马

赛马（鄂温克语称“莫林伊拉勒迪仁”）是鄂温克族又一传统体育比赛项目，多在敖包会、丰收会及重大节日举行，分为速度赛、远距离赛和颠马赛三种。参赛马匹为事先挑选、调养和训练的马匹。除颠马赛外，参赛马匹均不配备鞍具。参赛骑手多为10岁左右的儿童，以先到达终点者为胜。

速度赛赛程一般分为1000米、3000米、5000米等。远距离赛赛程一般为15公里、20公里、30公里不等。而颠马赛赛程则一般分为5000米、6000米不等。速度赛和颠马赛一般选择宽敞平坦之地进行，以便于众多骑手相互追赶超越。远距离赛场地的选择除考虑是否具备上述条件外，还需保证赛途中有小山坡和小河沟等障碍物，以考验赛马的耐力。

6. 摔跤

摔跤（鄂温克语称“布库扎瓦勒迪仁”）是在鄂温克族群众中普及范围较广的传统体育运动项目之一。每逢敖包会等重大节日，各地的摔跤手便会从四面八方赶来参加摔跤比赛。参赛人数可多达数十

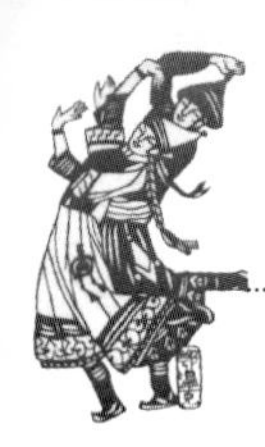

人。参赛选手穿马靴或自制的“黑色靴”，系宽腰带出场，待裁判员发令、双方握手致敬后，开始比赛。鄂温克族摔跤比赛具有独特的规则，不允许用手抓对方脖子以上的部位，也不允许抱腿和用脚踢对方膝盖以上的部位。其摔跤的技法种类繁多，有绊、压、背、晃、旋、踢等多种。比赛一般为淘汰制。摔倒众多选手、且再无选手与之较量者为胜。胜者会被赐予“布库”（鄂温克语“摔跤手”之意）称号。

此外，在人们聚集在一起或劳动休息时，鄂温克人也进行摔跤运动。这种情况下的摔跤运动只被视为较量力气、锻炼身体的娱乐活动，没有严格的规则和要领，不分体重大小，以摔倒对方者为胜。

7.抢“枢”

抢“枢”（鄂温克语称“枢体能”）运动是鄂温克族历史悠久的传统竞技性体育运动项目。这一运动集智力与体力竞技为一体，深受鄂温克族中青年男女所喜爱。“枢”为鄂温克语，意为“木轮车轱辘的销子”，“抢枢”可直译为“抢销子”。有关这一运动的起源，有一个美丽的传说：在很久以前，有一个鄂温克家庭，儿孙满堂，畜群庞大。一年夏天，全家人在逐水草而迁徙的途中，领头车因“枢”遗失无法前行，从而使整个车队几十辆车也无法前进。这时，已是日薄西山，父亲十分着急，便让两个儿子带领家人分成两组寻找，并告诉两个儿子，谁先找到“枢”并修好车，就奖赏谁。结果，弟弟先找到了“枢”，而哥哥为了立头功，带领同组成员同弟弟一组展开了激烈的争夺。最终，哥哥夺得了“枢”，并修好了车……。从此，抢“枢”逐渐演化成鄂温克人喜爱的体育运动项目。

抢“枢”比赛可分为男子比赛、女子比赛和男女混合比赛三种。老式比赛场地主要为天然草坪。晚近新设计的场地平面图看似展翅的雄鹰，整体呈等腰梯形，雄鹰头部的星状区代表星星，尾部圆状区代表月亮。整个场地共分藏枢区、前锋区、中锋区、后卫区和车轮区五部分。比赛用具为勒勒车的两个车轮和一个轴销（即“枢”）。双方队员（以服装颜色区分）各9名，上场比赛队员7名。比赛开始前，先将“枢”埋在指定地点——雄鹰头部星状区（即藏枢区），双方队员于车轮区两边底线外背对车轮区站好位。裁判员鸣笛、比赛开始后，双方队员迅速进入指定区域，先找到“枢”者在喊一声“枢”之后，将枢传给中锋队员，由此，双方队员展开激烈争夺。比赛以持“枢”队员用“枢”敲打车轮的一方为胜。

抢“枢”比赛规则规定：参赛队员在比赛中可采用推、拉、挡、摔等竞技方式，但禁止搂抱对方队员腰部以下部位，不得反扭对方队员关节，不得互相踢踹；持“枢”队员被摔倒后15秒内不把枢传出，则要暂停比赛，由对方队员从最近的发“枢”区重新发“枢”。

8.搬棍子

搬棍子比赛（鄂温克语称“矛塔玛西仁”）是鄂温克族以二人拼比劲力为内容的民间趣味性传统体育运动项目。比赛不分场地可以随时进行。比赛用具为一根长2尺、直径3厘米的光滑木棍。比赛具体方式为：二人面对面，脚蹬脚，伸直双腿席地而坐，双臂伸直紧握同一根木棍。待裁判员一声令下，双方用木棍用力拉拽对方，以将对方拉起者（以对方臀部离开地面为准）为胜。比赛中分腿、斜倒或松开木棍者为败。败者将被淘汰出局，胜者则可与其他人展开新的较量。

9.“劲力赛”

“劲力赛”（鄂温克语称“尼哈莫塔玛西仁”）是鄂温克族又一项以二人拼比劲力为内容的民间趣味性传统体育运动项目。与搬棍子比赛相同，“劲力赛”也是一项男女老幼皆宜、简便易行、在任何场合均可随时进行的体育项目。比赛用具为一条宽布带。具体比赛方式为：比赛双方脚对脚伸直双腿席地而坐，双手按住各自的大腿。裁判将结好扣的布带套在二人的脖颈上。比赛开始后，双方各自用力后仰，努力拉起对方，以臀部离地者为败。与搬棍子比赛一样，劲力赛比赛规则也规定，参赛者在比赛过程中不得分腿、斜倒等。

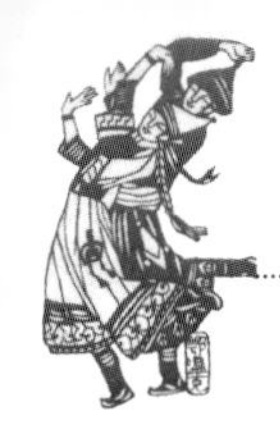

10.滑雪

滑雪（鄂温克语称“伊满得西勒都仁”）是鄂温克族传统体育运动项目之一，也是鄂温克猎人追击野兽最为快捷的方式。成年猎人套着一副滑雪板，一天即可滑行80公里左右。鄂温克族人从小就会用小滑板滑雪玩耍，并进行滑雪比赛。

滑雪在鄂温克民间有着悠久的历史。鄂温克民间传说称，滑雪板即为鄂温克族先人所发明。鄂温克人所用滑雪板（鄂温克语称“基恩勒”）主要以松树为原料制作而成，前端呈弯状，后端呈坡形，总长约150公分、宽约15厘米。滑雪板中间两个用于捆绑脚的带子（鄂温克语称为“木很木勒”），以犴腿皮制成。滑雪板底部则用犴毛皮包裹，以起到保护滑雪板和减轻上坡时的倒退力的作用。

11.曲棍球运动

曲棍球运动（鄂温克语称“宝伊靠”）是鄂温克族传统群众性球类体育运动项目。鄂温克族用于曲棍球比赛的球棍（鄂温克语称“宝伊靠”）以幼柞木制成，柄长三四尺，下端弯曲。比赛用球（鄂温克语称“坡烈”）以杏树根块或牛毛制成，其形状和大小与网球相近。鄂温克族曲棍球运动类似于冰球运动，一般分两队进行对抗，两队人数相等，各设守门员一名、前锋和后卫若干名。其正式比赛（多为中青年参加）于长约半里的场地两端各设置一个球门，以将球击入对方大门为胜。在非正式比赛中，则不设球门，而在场地两端各划一条界线，以将球打过对方界线者为胜。

鄂温克曲棍球运动具有一套严格的比赛规则，以保障球赛的正常进行和参赛者人身安全。这些规则包括：须从右侧击球、禁止从左侧击球；除守门员外的任何队员不准用手抓球或用脚踢球；不准抛球；不准用球棍打人、绊人等等。

除上述体育运动外，鄂温克传统体育活动还包括赛爬犁、踢毽子、赛船、钓鱼比赛、采野菜比赛等多种。过去，每到冬季，鄂温克

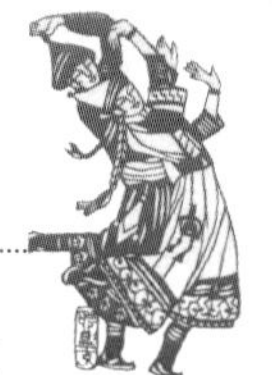

族少年儿童就会拉着自制的爬犁，在山坡上、雪地上进行赛爬犁比赛，此外，打雪球是他们的最爱。而女孩子则喜爱踢毽子比赛；桦树皮船是鄂温克猎人在狩猎或捕鱼时经常使用的生产和水上交通工具。每当狩猎或捕鱼途中，他们都会在江河上进行赛船比赛；钓鱼比赛是鄂温克族中老年人在河边进行钓鱼时，时常开展的极具趣味性的比赛活动，以在规定时间内钓到的鱼尾数多者为胜；鄂温克族少女在野外采集各种野菜时也要进行比赛，以采集到的野菜多者为胜。另外，鄂温克传统体育项目还包括玩嘎拉哈、鹿棋等等。随着时代的变化、发展，鄂温克人在保留传统体育活动的同时，也吸收了现代体育运动项目如：乒乓球、羽毛球、篮球、足球、门球、排球、橡棋、跳棋、健身操等。这使鄂温克族保健文化得到了进一步的丰富。

第三节　鄂温克族传统服饰[82]

在长期的生活、生产实践中，鄂温克人创造了丰富多彩的服饰文化，其服装款式古老而独特。由于居住地域以及生产方式的不同，不同地区鄂温克人的传统民族服饰也各有特色。鄂温克人是古老的森林民族，早期在森林中过着游猎生活，所以衣着处处离不开兽皮。他们用兽皮缝制帽子、衣服、鞋袜、被褥等，其所用兽皮主要是以狍皮为最多，其次则是鹿、犴皮。鄂温克族传统服饰在极具美学意义的同时，在北方寒冷的气候中，为鄂温克人的日常健康保健起到了重要作用，因此可视为鄂温克族健康保健文化的重要内容。

1.帽子与腰带

狍头皮帽（鄂温克语称“灭塔阿温”）是一种主要以狍子头部皮

82　本节主要根据内蒙古自治区调查组《鄂温克族社会历史调查》（内蒙古人民出版社，1986）、卜伶俐《鄂温克族服饰》（《鄂温克研究》1996年1期）、敖勒《服饰》（内蒙古鄂温克族研究会《鄂温克风情》，内蒙古文化出版社，1993）等编写而成。

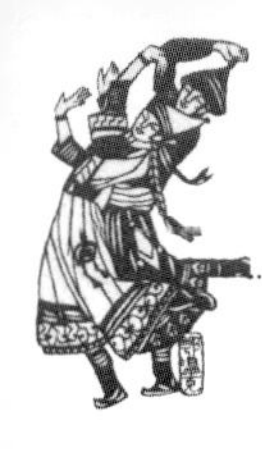

子为原料制作而成的帽子，制作方法为：将狍头皮剥下晒干鞣软，于其两个眼圈处镶上黑色皮子，并留下上翘的角和耳朵，下边再用一圈皮子做帽耳。这种帽子深受鄂温克男性喜爱，而起初则主要是为狩猎时便于接近猎物而佩戴的。

布面帽子（鄂温克语称“阿温”）是鄂温克传统帽类之一，其形制为，两面有长耳，前面有一小帽耳上翻。此外，鄂温克人还戴四耳帽。男士所戴为软帽顶，女士所戴则以黑色布或缎料等为帽面，帽顶呈圆形，硬盔。四耳帽两边帽耳呈大圆形，前后两帽耳呈小圆形，帽顶有一小球作为装饰。上述两种帽子一般用狐狸皮、猞猁皮或灰鼠皮吊里，既美观，又保暖。

红缨帽是莫尔格勒河流域鄂温克人所戴一种帽子。帽子呈倒圆锥形，帽顶尖端有红缨穗子，帽面多用蓝色或天蓝色布、绸等料缝制。蓝色帽面与帽顶红缨相衬，鲜艳夺目。其帽耳于冬季以洁白的羊羔皮或水獭皮吊里，夏季则衬以蓝呢绒。红缨帽有多种戴法，帽耳可下放遮耳，也可折到帽盔内，又可结系于穗前、穗后。此外，莫尔格勒河流域鄂温克传统服饰中还包括一种被称之为“陶儒格”的帽子。这种帽子无帽耳，帽沿宽约1寸，帽盔呈环形，用于夏季。

鄂温克人传统的腰带（鄂温克语称“乌玛勒”）一般用犴皮制作，约三指宽，两端切成细条皮穗。鄂温克人扎腰带时不打结，而是将腰带两端夹在腰间，穗子垂在外边。也有用布或绸带制作的腰带，长有2米左右，颜色一般为黑、绿、浅绿色等，扎在腰间后，两端垂于背后左右两侧。

2. 衣服

鄂温克传统衣服中，以皮衣、皮袍最为古老而别具特色。鄂温克人冬季用长毛厚皮，春秋两季用短毛薄皮，而夏季则用去了毛的光板皮缝制衣服。其皮衣、皮袍包括“南得苏恩”等多种。

“南得苏恩”是以冬季的狍皮（冬季的狍皮皮厚毛长且不易掉

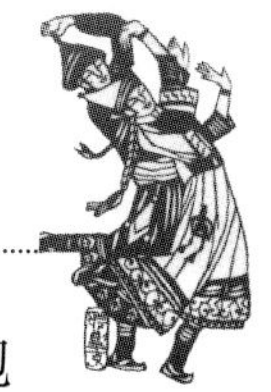

毛）为原料，用鹿和狍子筋捻线缝制而成的长袍。一般7张熟好的狍皮可做1件南得苏恩。其具体形制为：带大襟，右边系扣，下边左右开衩，前后也开衩，以便于骑马。在领口、衣襟边、开衩处、袖口等处镶黑白相间的薄皮边和云形花纹。这种皮袄轻便、保暖、结实，一般可穿6～7年，是猎人进山狩猎必穿的冬装。

“苏恩”“胡布其苏恩”和“胡儒木”等为鄂温克族自治旗鄂温克人传统衣装。

（1）“苏恩”是一种大毛长衣。一般由7～8张羊皮制成，皮板朝外。这种大衣异常结实，可穿用3年之久，是鄂温克族自治旗鄂温克人最经常、最普遍的劳动服装之一。

（2）“胡布其苏恩”（羊羔皮袄）是鄂温克族自治旗鄂温克人会客或年节时穿用的礼服，平常很少穿用。“胡布其苏恩”以羊羔皮制成（一般成年人的皮袄需用羊羔皮3～5张），用布或绸缎做面，带大襟，右边钉扣，左下边有小开衩。领子、襟、衣边、开衩处镶边，所用颜色与面料颜色相衬。

（3）“胡儒木”（短皮衣）是鄂温克族自治旗鄂温克人穿用的一种外罩上衣，衣袖较为宽大，一般用大毛皮缝制，春秋也有用小毛皮缝制的。缝制一件“胡儒木”，大皮需用3张，小皮需用5张，而羔皮则需8～10张。“胡儒木”也是礼服的一种，是婚礼上男女送亲、迎亲代表必穿的服装。

此外，鄂温克族自治旗鄂温克人从很久以前就开始穿用布衣或绸衣，但数量不多，中东铁路开通后，穿布衣的人逐渐增多。所穿用的布衣或绸衣包括“额努玛汗塔斯”（长衫）、男女穿用的“汗塔斯”（汗衫）、夏秋季穿用的“嘎嘎热”（夹大袄，一般用青、蓝两色布料制成），以及男女老少于春秋季穿用“西扎嘎恩”（棉袍，颜色以青蓝两色为多）等。

使鹿鄂温克人的传统服装独具特色。服装多以马鹿、驯鹿、犴、狍皮等制成，其中尤以犴皮为多（因为犴皮耐磨性强，便于在森林中

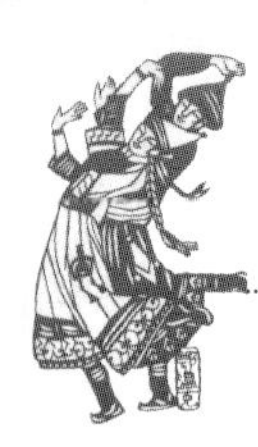

狩猎）。传统外套为大领，前襟为对襟，分左右两片，交掩于胸前。冬季童装更是别具一格，一般以犴皮为面，驯鹿皮做里制作而成。女式长袍则与现代大衣颇为近似，具体形制为：大翻领，领子下端较长较尖，对襟，紧袖口。裙中间有掐腰，并配以腰带。衣领、袖口、对襟及裙子下摆处用彩色皮毛（一般为灰鼠皮）拼接镶边。所用布料则根据颜色选择搭配，并镶2～3条彩色布条进行装饰。

莫尔格勒河流域鄂温克人的早期服装皆由兽皮制成——夏天穿用去毛的兽皮衣，冬天则穿用带毛的兽皮衣。该地区的鄂温克人喜欢穿较深颜色——如蓝色和青色（鄂温克语统称为“巴仁那”）等颜色的衣服，一般禁穿白色和红色。做皮衣时，他们将熟好的皮板用烟熏成黄色，或用煮松树皮的水染成紫色。据称，采用烟熏方法着色的皮子，不仅颜色好，且可防虫蛀。衣服多用金属纽扣，就材质而言，有铜扣和银扣两种。其扁式银币状纽扣背面有环，以便缝在衣服上，多用于坎肩。其他金属纽扣则都为圆形，表面有花纹，背面带环，使用时，一般几个扣子并排缝在一起。此外，还有用布盘制而成的纽扣，使用时，仍然并排扣在一起，其颜色多与衣服颜色不同。

莫尔格勒河流域鄂温克人的服装款式与布利亚特蒙古人传统服装近似，特别是女式服装尤为明显（据称，这种服装款式是布利亚特人学自鄂温克人，或两者共同学自俄罗斯境内耶尼塞河一带的另一民族）。女式服装风格独特，冬、夏衣装样式皆为上衣与裙子联为一体的连衣袍裙，其上身较窄，下身的裙子宽大呈筒式，走起来显得体态丰满。颜色以青色和蓝色较为普遍，横道和镶边多用绿色，显得朴素而美观。其未婚女性衣裙和已婚女性衣裙有各自不同的特点：未婚女性衣裙腰部绿色的缝道（一条）较宽，且前后相同，已婚女性衣裙的缝道则前宽后窄；未婚女性衣裙衣襟上缝有一道或两道呈倒垂直角形的独特花边，已婚女性衣裙则无这类花边；已婚女性衣裙肩部有重叠式的起肩（据称，是模仿手掌上的一种纹道制作而成），较肩略微高出，呈小翅形。未婚女性衣裙则是起肩、袖口上都有卷起的马蹄袖；

已婚女性衣裙袖子中间缝有一条颜色不同的道子作为装饰，未婚女性衣裙则无此类装饰。此外，只有已婚女子才可于衣裙上套穿坎肩，其正式坎肩皆以不同颜色的镶边加以装饰。

莫尔格勒河流域鄂温克男式衣服衣襟有倒垂直角形花纹，据称为模仿天上星体的排列形式制作而成。衣服款式与布利亚特蒙古人传统服装无过大差异，腰间也系宽且长的腰带，颜色多为淡绿和金黄色。

此外，莫尔格勒河流域民间传说称，鄂温克传统服饰的衣领是仿半月形制作而成，其老年人穿用的皮衣领子，较多都保留着半月形的样式。

“哈拉米”是阿伦河流域鄂温克人皮制衣服，长及膝盖以下，样式与长毛皮袄相同。一般用夏季的狍皮制作，这一季节的狍皮皮薄、毛短、呈宗红色。春秋穿“哈拉米”的毛，较夏季穿的长。一些“哈拉米”是用经过染色的皮板制成，其染色方法则为烟熏法。

3. 裤子

鄂温克传统服饰中的裤类以皮裤最具特色，包括多种：

（1）“鄂日奎”（羊皮裤），一般用4张羊皮制成，较为结实耐用，一般可穿3年。

（2）“苏威”（狍皮套裤）用于冬季最为寒冷时套在最外层防寒。样式为筒式，上下宽窄相同，膝盖处制有花纹，结实美观。一般用夏季的狍子薄皮制作，一副套裤需用大皮2张，若为中等皮则需用3张。

（3）“南德额克”（狍皮裤），一般用两张狍皮制成。冬季用“南德额克”以皮厚毛长的狍皮经熟软后制作。春夏用“南德额克”则用皮薄毛短的狍子皮制作。

此外，鄂温克传统服饰中的裤类还包括使鹿鄂温克人穿用的犴皮裤子“耶什它姆”等。

4. 鞋袜

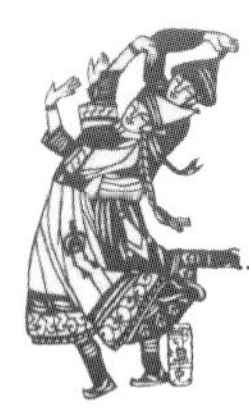

“其哈米”是鄂温克传统皮靴之一，一般以狍皮为原料，用狍筋捻线缝制。具体缝制方法为：将狍腿皮剥下后熟软，毛朝外（毛呈红色）拼接缝制成靴面和靴腰（缝制一双“其哈米”需用狍腿皮16条）。选用狍脖颈皮，将毛推光后鞣软，用以缝制靴底。再将狍皮削成条于后跟缝制两根靴带。穿“其哈米”时，用布包脚，再于靴内放揉搓好的“乌拉草”，穿上靴子后向前系带。“其哈米”具有轻巧、暖和、结实耐用等特点，可穿4年之久，适合于雪地、山林中行走。

“和木楚热”是又一鄂温克传统皮靴，主要用犴腿皮缝制，毛朝外，高靴腰。缝制一双“和木楚热”一般需用8个犴腿皮。其缝制方法与“其哈米”相同。

“温特”为鄂温克人最常穿用的皮靴。其具体形制为，用牛皮做底，以羊皮、牛犊皮或马皮缝制靴腰（也有用白帆布做靴腰的），靴面则用牛皮的光面（黑色）缝制，靴腰、靴尖处绣有花纹。“温特”有冬夏穿用两种，秋冬穿用的靴子一般以毛皮为里。

乌拉（“得布特”）是鄂温克人传统鞋类之一。鄂温克族妇女在早期还曾以其作为商品出售。鞋用布料缝制。具体形制为，用几层白布做面，并用麻线行成花纹，鞋前尖和后跟缝有黑边，鞋腰前面开口，鞋底用狍脖颈皮制作，前面系带。乌拉鞋一般于春秋穿用。冬季穿用则须于鞋内放置乌拉草。

“温塔”也是鄂温克人穿用的一种布鞋，鞋板前尖，中间合缝，一般用黑布、绸缎面制作。女式布鞋则用彩色丝绒绣出花样。此外，鄂温克人传统的鞋类还包括圆口鞋等。

鄂温克人传统穿用的袜类种类繁多。包括“道克陶恩”（狍皮袜，用1张狍皮可做1双）、“道格屯”（羊皮袜）、毡袜（冬季穿用）、布袜等。其中，布袜主要用白布缝制，前边上端有一道口，另上的袜底也用布缝制，十分结实。

5. 手套及其他饰品

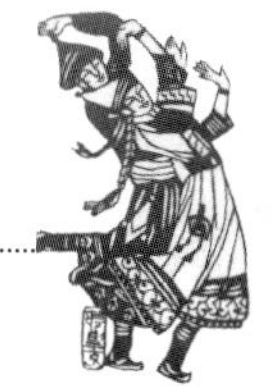

鄂温克人传统常戴的手套（鄂温克语称“伯利”）有两种：（1）一种为手套指瓣分为两瓣的手套，其大瓣为大圆形，插四个手指，小瓣则插大拇指。一般用长毛狍皮缝制，绣有花纹。一张狍皮可做一副手套。（2）另一种为有五个指瓣的皮手套，用短毛狍皮缝制，绣有各色花样，手工精致，美观大方。这种手套男女都可戴用，也可作为礼品馈赠亲朋好友。

鄂温克族自治旗鄂温克人的传统装饰品种类繁多，最常见的有耳环、耳坠子、戒指和手镯等。其中具有重要保健作用的是手镯。少数鄂温克男子戴红铜手镯用以医治疾病。鄂温克男子骑马时常用力拉马嚼绳，长期劳累以致手臂患有一种慢性疾病。鄂温克族自治旗鄂温克人认为，经常戴红铜手镯可治愈此类疾病。

建国以后，鄂温克族服饰文化发生了很大变化，但鄂温克人在接受其他民族服饰文化的同时，也保留和传承着本民族传统服饰，尤其是牧区和林区的鄂温克妇女每逢节假日或大型集会，都会穿戴传统服饰。

第四节　鄂温克族传统民居[83]

在漫长的历史发展过程中，鄂温克族创造了与其游牧或游猎生产、生活方式相适应的传统民居文化。鄂温克人将房子称之为“柱”，由于生产、生活方式等的不同，各地区鄂温克人传统民居的特点各有不同。数百年来，鄂温克传统民居对保障鄂温克人的健康发挥了重要作用，因此鄂温克传统民居可视为鄂温克健康保健文化的重要内容。现将几种典型的鄂温克传统民居介绍于下。

83　本节内容主要依据全国政协文史和学习委员会暨内蒙古自治区黑龙江省文史资料委员会《鄂温克百年实录》（中国文史出版社，2008）等编写而成。

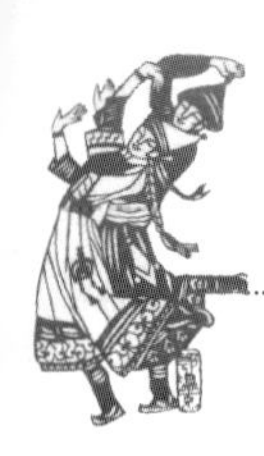

1. “萨喜格柱”

在定居之前，阿伦河流域的鄂温克人一般选择有山、有树、附近有水源（河水或天然泉水）、前面高而平且距亲属的住处较近的地方搭建“萨喜格柱”居住。其搭建“萨喜格柱”的具体方法为：将三根直径约0.35尺的木柱（即基柱），细头向上插进屋顶圆木（上有若干孔眼），搭成基本房架。于三根基柱之间，将若干更细一些的木柱插入屋顶圆木，搭建完成整个房架。于房架上覆盖用牛毛细绳编制的苇（笆）帘，再用榆树皮将垂到地面的苇（笆）帘散头包裹后缝住，并牢牢系在架上（在使用苇帘之前，曾用松树皮做房盖，也曾用柳条编笆，再覆盖苇子做房盖）。最后，于苇（笆）帘上覆盖草，完成“柱”的外廊。

“柱”的内部结构和悬挂神像的位置为：门（用柳条编制）向南开。“柱”内中心稍近门的地方为生火做饭的位置。门的西侧是最长辈男女铺位的位置。“柱”内不设置火炕，用木板或木杆并成离地面很近的铺位，以供睡卧。“柱”顶圆木上悬供 “敖卓勒”神、“吉雅西”神等神位，门上则悬供“德力格丁”神（其形象为桦树皮做的面具神）。

2.马架子和草房

马架子是阿荣旗查巴奇乡一带鄂温克人传统民居之一。其大体的建筑方法和屋内布局为：用土垡子垒墙，或用柳条编制成墙。房顶用三棵檩子，于位于中间的檩子下，用三根上端有叉的木柱支撑。门开在南边。屋内北、西两面设置火炕。灶在东北角，灶旁墙上钉两个木橛，上横放一木板，放碗筷等物。所供神位在马架子西墙，最南边的上位是祖神，其次是“吉雅西”等。

马架子内取暖和做饭的燃料以木材为主。其保存火种的方法，是将火盆内的火压实。一般早晨的火要保存到煮晚饭时，晚间的火则要保存到第二天早晨。冬季，于灶内烧火，使火炕保持一定热度，另

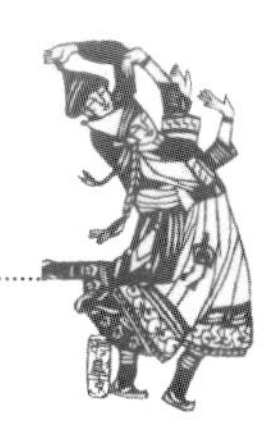

外，生完火后，把火炭取入盆中，放在屋内取暖。

草房也是阿荣旗查巴奇乡一带鄂温克人传统民居之一，略比马架子高，高出2～3尺。其基本构造与汉族的草房基本相同，不同之处在于鄂温克人的草房都开西窗。草房内供神位的位置与马架子相同。

3. “奥布海柱”

“奥布海柱”是鄂温克族自治旗鄂温克人传统民居之一，为一种简陋的蒙古包式住房，一般被作为打猎、拉脚、打羊草时的临时住房，也被贫困人家无力搭建“俄儒格柱”时作为住房居住。较早的“奥布海柱”的搭建方法为：将20～30根柳木杆于上端用绳子系在一起，呈伞状立起，下端插入土中构成房架，于房架外用芦苇覆盖。一般向南开一小口出入，用苫子或苇子作门。较为晚近的“奥布海柱”则有了进一步的改进。其搭建方法为：用榆木或柳木凿成类似蒙古包天窗的圆顶，圆顶边缘凿有小孔20～30个，将木杆插入其中后，成钝锥形立起，构成房架。改进后的“奥布海柱”同样以芦苇搭盖成屋，屋内面积则较改进前大，并有了定型的门。门用柳条编成，冬季则于门上挂一片毡子防寒。

4. “俄儒格柱”

“俄儒格柱”（现在一般称之为蒙古包）是鄂温克族自治旗鄂温克人又一传统民居，其木架分上、中、下三组：（1）木架最上部分为圆形顶孔。“俄儒格柱”的屋顶圆孔大于“奥布海柱”的顶孔，中间有一横梁，横梁北侧设烟囱口，南侧则装上玻璃作为天窗。（2）木架最下部分为最基层的“罕”。“罕”是用皮绳穿结柳木杆（直径约1～1.5寸）而制成的可开合的木架。将“罕”架起，则形成网状的许多方形（棱形）木格。“俄儒格柱”一般由 6 大块“罕”架组成。“罕”架越多则“俄儒格柱”就越大。“罕”与“罕”之间的衔接处被称之为“阿玛利”，用皮条或绳子联结。（3）木架中间部分为“特荣”。“特荣”是连接罕架与圆顶的木杆，长约5～6尺，根数为

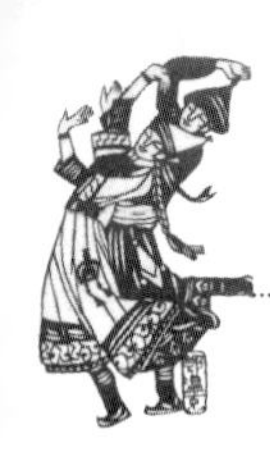

“罕”所用木杆根数的二分之一。“特荣”上端插入圆顶的边孔，下端则搭到“罕”架的叉头上并用小绳系住。

“俄儒格柱”十分适合于游牧与迁徙，仅用十分钟即可搭建完成。其搭建方法为：先将门立好，将“罕”按顺序由门西架到门的东侧面，再用3根“特荣”杆架起圆顶，并续架其他“特荣”杆，完成全架。再用毡盖和毡围子从外面包裹木架（辉河一带的鄂温克人，夏季大都用芦苇做包的顶盖，用柳条或芦苇做围子）。为使“俄儒格柱”牢固，在“俄儒格柱”外西、北、东三面埋上木桩各两根，用鬃绳把“俄儒格柱”系到木桩上，再用一种牛毛编成的围绳（鄂温克语称“和希格”）于“罕”架的外周围上二至三道（冬季一般用上、中、下三道，夏季则只用上下两道）。“俄儒格柱”的搭建方法于不同季节略有不同。雨季时，一般搭建得较高，“特荣”部分斜度大，可防漏雨。冬天则搭建得较低，“特荣”部分斜度小，可免受强风吹袭，同时有利于保暖，“俄儒格柱”内容量也较大。

“俄儒格柱”的拆卸也十分简便，其方法为：先取下盖和围子，除留下正西、东北和西北各一根“特荣”杆外，由门的东侧开始卸下其他所有“特荣”杆，再用所余“特荣”杆从“俄儒格柱”内卸下圆顶，最后拆卸“罕”。

鄂温克人“柱”内的家具极为简单，有箱柜、桌子、奶桶等。当作仓库用的库车，一般放在“俄儒格柱”的西南方或背面。“俄儒格柱”的中心位置是安灶生火的地方，起初用铁制火架（鄂温克语称“吐拉”）——三腿架（鄂温克语称“伊兰伯地奇吐拉”或“沙拉登吐拉”）和四腿并有圆围子的大型铁架（鄂温克语称“呼利耶吐拉”），继而开始用泥灶。后者是于四腿火架上涂以厚泥制成，其南面留有灶口以便生火。约于20世纪上半叶，鄂温克人开始使用铁炉，于并“柱”内装设铁筒烟囱。

“俄儒格柱”内火灶以北是最上位，为最长辈夫妇的床位（所用为木床，高约1.5尺）；西侧是未婚男子的床位；东和东南是晚辈夫妇

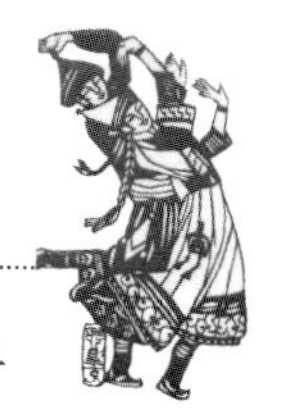

的床位。一个“俄儒格柱”里只能设3只床，如果有超过三对夫妇时则要迁出一对夫妇，另立新的“俄儒格柱”。其迁出顺序按照长幼排序，从长至幼。家中最小的儿子一定要和父母同住，认为主“俄儒格柱”之火是由老人点燃的，最小的儿子要继承主“俄儒格柱”之火。

5.“斜仁柱”

使鹿鄂温克人长年在森林里游猎，没有固定的住处，夏秋两季在一个地方最多停留20余天，冬春则仅停留两三天。“斜仁柱”（俗称“撮罗子”）是其与这一生产、生活方式相适应的传统民居，一般可容纳4～6人，最大的则可容纳8～10人。

使鹿鄂温克人一般选择大河的支流，由群山环抱，有密林、平地，还有驯鹿爱吃的藓苔的地方搭建“斜仁柱”。“斜仁柱”由两部分组成：（1）木架（鄂温克语称“希楞”），以就地砍伐的落叶松杆搭建，高约4米，直径3米，构成“斜仁柱”的基本房架。搭建方法为：选取上端有叉的3根落叶松杆为主柱（鄂温克语称“苏那”），将三根主柱斜立呈圆锥形，并使其上端木叉互相穿叉在一起，再于三个主柱间共搭上20～30根辅助柱，即可完成基本房架。（2）木架上的覆盖物。木架上部覆盖桦树皮苫盖，苫盖宽约3尺，长近1丈，一个“斜仁柱”一般需用七块苫盖。木架的下部则用围子覆盖，夏、秋等季用布围子，冬季则用犴皮围子。围子的一端系于左侧门柱，另一端围到右侧门柱，余下的部分，掀起来作为屋门出入。门朝向日出方向。

“斜仁柱”内，门的正面靠北是“玛鲁”神位，“斜仁柱”中心是生火的位置。火位上的火保持不灭，夏天冒烟以便驱赶蚊虻，冬季则借以取暖。鄂温克人对于寒冷的生存环境具有极好的适应性：冬季，“斜仁柱”内除用皮围子外，只烧一堆火取暖，睡觉时，盖一条毡子或被子，下铺犴皮褥子或鹿、犴皮垫子，而皮褥子下边仅垫一些细碎的树枝。

“柱”内放置常用的衣服被褥、食粮、器皿、针线盒、刀子、

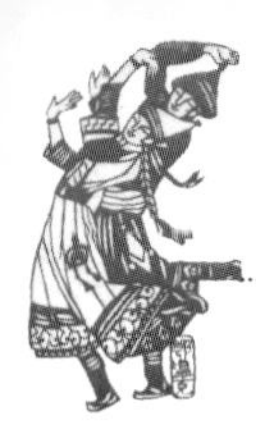

斧子等物品，其他暂时不用或较大的物品——如米面、皮子、桦皮苫子、小儿摇蓝（鄂温克语称“俄木克”）等，则放在“柱”两旁稍后处整齐排列的驯鹿鞍架上，再用防雨防雪用的苫盖、桦皮苫子、犴皮苫子或雨布等覆盖。此外，使鹿鄂温克人还搭建“靠劳宝”——林中仓库储存物品。其搭建方法为：选4棵高十四五尺的大树（其高度以野兽，特别是熊上不去为宜）截掉枝杈，留下树干当作4柱。在树柱上用较细些的檩子搭成木制小房。小房四框和底部用圆木，上盖则用板片搭建，并于小房底部留一小口以便出入。于一木柱上砍出可用于攀登的一些口作为梯子（鄂温克语称“吐克台木肯”），竖起梯子，将其上端插进小房底部开口，即可进出仓库。

使鹿鄂温克人有不能将供有“玛鲁”的“斜仁柱”作为产房的禁忌。因而如果“斜仁柱”内供有“玛鲁”，则需搭建临时的“斜仁柱”作为产房。使鹿鄂温克人作为产房的“斜仁柱”有其特殊的标志，即“斜仁柱”的立杆要长出屋顶很多，比较突出，人们很容易即可分辨清楚。此外，夏季“柱”内温度较高时，使鹿鄂温克人还在外边搭建临时生火做饭的架子，其形状与“斜仁柱”相同。

6. 土房及其他

嫩江流域的鄂温克人从很早以前就开始居住土木结构的房屋。其住房有两间和三间之分，并以西屋为贵。若为两间房则西屋为卧室，东屋为厨房。若为三间房则家庭主要成员住西屋，中间一间为厨房。西屋一般有南、西、北三面炕，长者住南炕。住房开南窗和西窗。院内正房前左右两侧建仓房和畜圈。仓房底部高出地面半米，有防潮、防鼠的作用，便于存房粮食等物品。院子用柳条编篱笆围成。

莫尔格勒河流域的鄂温克人迁到中国后，因从事畜牧业，基本都住上了与蒙古人完全相同的蒙古包，此外，也有人住俄罗斯式的小板房。

建国以后，鄂温克人逐步实现了定居，其传统民居文化也发生了

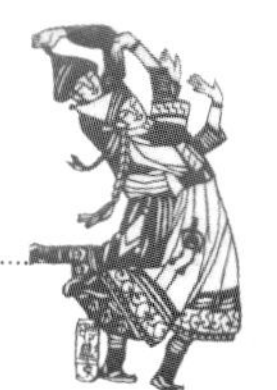

巨大变化。牧区的鄂温克人都住上了土房与砖瓦房，适用于游牧的传统民居——“俄儒格柱”只在走敖特尔游牧时居住。使鹿鄂温克人于1965年定居，在敖鲁古雅建立了鄂温克民族乡，人们住上了由政府新建的清一色木刻楞房屋。2003年鄂温克猎民移民搬迁到根河市附近，搬进了由当地政府建设的砖瓦房中开始了新的生活。

第五节 鄂温克族饮食文化[84]

在漫长的历史岁月中，鄂温克族创造了灿烂的饮食文化。不同部落、不同地区的鄂温克人，其饮食习俗有所差异，形成了独具特色的饮食文化。鄂温克饮食文化是其保健文化的重要内容。鄂温克族传统食物除可用于充饥外，大都具有保健功能。如，鄂温克族传统饮料桦树汁含人体所需多种氨基酸、脂肪酸及微量元素Zn、K、Mn等，其平均抗疲劳和耐缺氧时间明显高于“人参蜂王浆”且具有显著的抗肉毒素作用。[85]又如，牧区索伦鄂温克人的日常主食主要为牛羊肉，多食羊肉有助于提高机体免疫力，而据《本草纲目》，牛肉则有“安中益气、养脾胃，补虚壮健、强筋骨，消水肿、除湿气”之功效等等。此外，不同地区的鄂温克人在主食之外，还根据其居住地的地理气候条件和生产生活活动，选用乳制品、野生水果、蔬菜等用以有效调节食物结构，合理平衡营养物质的摄入，保证了自身身体健康。本节将对不同地区鄂温克人的饮食文化予以介绍。

84 本节主要根据内蒙古自治区调查组《鄂温克族社会历史调查》（内蒙古人民出版社，1986）、全国政协文史和学习委员会暨内蒙古自治区黑龙江省文史资料委员会《鄂温克百年实录》（中国文史出版社，2008）等编写而成。

85 乌尼尔．呼伦贝尔鄂温克民族植物学的研究［D］．呼和浩特：内蒙古师范大学出版社，2005，49.

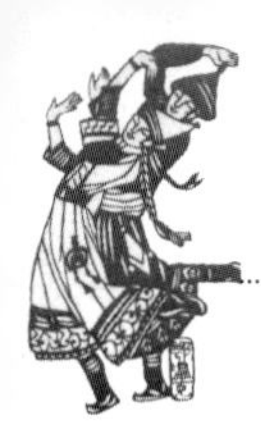

一、索伦鄂温克人的饮食文化

（一）牧区索伦鄂温克人的饮食文化

居住在鄂温克族自治旗伊敏河和辉河流域的鄂温克人为索伦鄂温克人，主要从事畜牧业，其传统饮食以牛羊肉为主，以米面为辅（主要是大米、小米和面粉）。

1.茶类饮品

奶茶是牧区索伦鄂温克人重要的日常饮品。索伦鄂温克牧民有每日饮用奶茶的习惯，一般每天需熬制奶茶两三次。奶茶在其一日三餐中占有重要地位。鄂温克人的早餐和午餐都以奶茶为主，并辅以其他食物，只有晚餐才会食用肉粥或肉面。除一日三餐之外，鄂温克人在平时也会将奶茶作为饮料。在接待客人时，也会首先敬茶，并熬制一锅新鲜奶茶，以示对客人的敬重。奶茶的熬制方法是：将水烧开后，放入适量茶叶，当茶色呈一定浓度时，用一布袋滤去茶叶，再放入炒好的稷子米及少许食盐，并兑入鲜牛奶（也有再放入适量奶干或奶油者）。

鄂温克人熬制奶茶一般用砖茶作为原料。早先，砖茶最初从卜奎（今齐齐哈尔市）商人处购买，后来则于甘珠尔庙会上从多伦汉商购得，或从近处的海拉尔购买。中东铁路开通之前，砖茶较难购得时，鄂温克人还曾用本地资源丰富的山茶——“哈呼特”（山刺枚，Rosa davurica）“古苏恩”（叉分蓼，Polygonum divaricatum）草的叶和花作为原料。这类山茶采摘简便、易得，一般于秋季采摘晒干备用。用其熬制的奶茶，色红于砖茶，是无污染的绿色食品。

除奶茶之外，鄂温克人还饮用面茶。其制作方法为：先于锅中放入少许的油，再倒入约一碗面炒熟后，倒入煮好的茶水和少量的食盐，也可同时放入牛奶或其他乳制品。鄂温克人熬制面茶所用原料之一——面，为制作精米过程中的副产品。在用木臼捣制米，特别是炒熟的稷子米时，会有一部分被捣碎成面，将其中的糠清除后，即可作

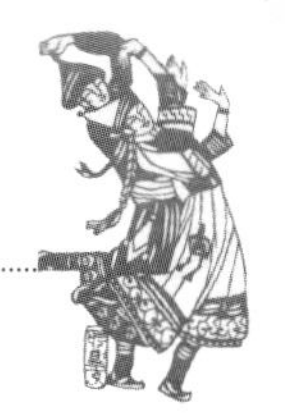

为用于熬制面茶的原料。

肉茶是牧区索伦鄂温克人的又一饮品。所谓肉茶，即把煮熟的肉切成小块，放入碗中泡茶喝。泡肉用的茶，早先一般不放牛奶，只放少许的米。现在泡肉则用奶茶。

2.乳制品

牛奶是牧区索伦鄂温克人的主食之一。鄂温克人除将鲜牛奶煮开，直接饮用或熬制奶茶外，还制成各种乳制品作为食物。鄂温克人对乳制品异常珍惜，并将这一行为作为一种美德来教育子女。这在鄂温克民间禁忌中亦有体现，如，禁止把鲜奶、奶油、奶酒等泼洒在地上或扔掉，以防将福气扔掉等。牧区索伦鄂温克人经常食用的乳制品包括：奶皮、酸奶、奶干、奶酒、希奶油、奶油等。

奶皮，鄂温克语称之为“乌儒木”，其制作方法为：将鲜奶倒入锅内煮开，并用勺子频频上扬，使之泛起泡沫。待冷却后，锅内表面便可凝结厚厚一层凝结体——奶皮。将奶皮取出折合成半圆形晒干（也可在中间夹入果浆及山楂糕等），以备随时食用。

酸奶，鄂温克语称之为“翁格日”，一般可分两种：一种用熟牛奶制成。其制法为用“引子”（鄂温克语称之为“呼隆”）使熟牛奶发酵。一种则用鲜奶制成。其制作方法为：将鲜奶放入木桶中后，用苫毡覆盖，保持稍高的温度，经五六日发酵后，即可成为酸奶。酸奶是止渴和健身的优良饮料，也是制作奶干（“阿日奇”）的原料。

奶干可分为两种。一种为“阿日奇”，其制作方法为：将发酵的酸奶倒入锅内烧开。随温度上升，酸奶便分解为液体和凝结体。将凝结体取出装入准备好的袋里，挤出水分后，置于布帘上做成条状，放在通风处晒干，即成“阿日奇”。一种为“额格德”。其制作方法为：将微酸的牛奶倒入锅内加热，使其变成黏性碎块，晒干后即成。这种奶干可以储存到冬季或更长时间，是招待客人的美味乳品。

奶酒，鄂温克语称之“萨林阿日黑”。牧区索伦鄂温克人每逢秋

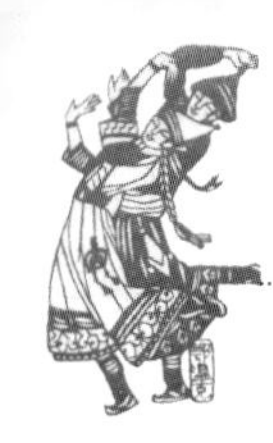

季大多制作奶酒。酸奶（“翁格日”）是制奶酒的极好原料。奶酒的制作方法为：于锅内盛满“翁格日”，锅上紧紧盖上木制圆筒（鄂温克语称之为“布鲁呼勒”），木筒内吊酒坛，木桶顶部置一口小锅，小锅内盛满凉水。对盛有“翁格日”的奶锅进行加热。奶锅烧开后，上升的热气冲至凉水锅，凝成水珠，流下滴入坛内，即成奶酒。制作奶酒时，凉水锅内的凉水一般须更换三次以上。奶酒制作完成后沉于锅底者为奶渣子，鄂温克语称之为“萨嘎”。“萨嘎”也是味美且营养丰富的乳食品，晒干后即为奶干。

稀奶油是索伦鄂温克人又一传统乳制品。其制作方法为：将鲜牛奶放入容器中，待半凝固时，其上层浮着的便是稀奶油。稀奶油除可直接食用外，又是制作奶油的原料。对稀奶油进行机器分离，或将其放入锅中熬制、提炼即可成奶油。

3. 肉食

肉食是牧区索伦鄂温克人的又一主食类别。牧区索伦鄂温克人食用的肉类主要为羊肉和牛肉，此外还包括黄羊、狍子等兽肉。鄂温克人一般于秋末牲畜最为肥壮时屠宰牲畜，冷冻或晒成肉干以备冬、春两季食用。夏季则随吃随宰。鄂温克族在肉食方面有诸多禁忌。如，认为对人体有害，而禁止食用死亡的牛、羊肉；认为狗是“仁义”的动物，因此忌食狗肉等。鄂温克人的肉食包括手把肉、血肠、肉肠、编肠和烤肉等。

手扒肉是鄂温克人招待客人和日常生活中经常食用的美食佳肴，也是最受欢迎的主食之一。通常在宰杀牛羊之后，鄂温克人必然要食用一顿手扒肉。其做法为：将带骨牛羊肉按关节分割成若干块，放入锅内，或再加少量食盐，至煮熟为止。食用时一手拿肉，一手握刀，随意割取，再蘸上韭菜花末或咸肉汤食用，味道鲜美，易于消化。

血肠，鄂温克语称“瑟额其”，是牧区索伦鄂温克人传统美食之一。其制作方法为，宰羊后将羊血捏碎，过滤出血块，再兑入少许

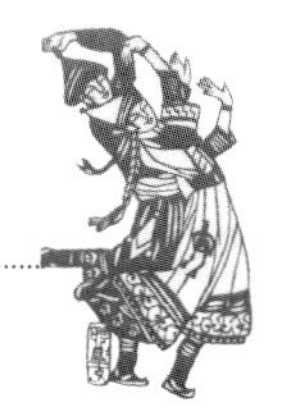

水、盐、葱花等，灌入洗净的羊肠内，用线扎口，煮熟后食用。

肝肠，鄂温克语称“鄂热勒基”。制作方法为：宰羊后将羊肝与羊油一同剁碎，加上葱花、盐等调味品，装入羊大肠内，煮熟即可。

编肠（鄂温克语称“奥热莫勒”）是牧区索伦鄂温克人又一别具风味的传统美食。制作方法为：将羊肚和羊腹部肉切割成长条状，用洗净的羊肠编缠后，煮熟食用。

烤肉是牧区索伦鄂温克人又一美食。其烤制方法为于火焰熄灭后，用削尖的柳条串肉烤熟。鄂温克人有时也烤羊肝或羊肾。

4.米、面食

牧区索伦鄂温克人最初的米面食原料为荞麦（鄂温克语称“尼格”）、稷子和小米。其后，随着地方贸易的发展，逐渐开始食用大米、高粱米、玉米、白面、玉米面等。

在传统饮食方面，牧区索伦鄂温克人晚餐习惯于在肉汤内放入稷子米、小米或大米，制成各种米粥食用。近年来，则较为普遍食用米饭（干饭）以及各类炒菜、炖菜。此外，鄂温克人传统饮食还包括稠粥和奶粥。每逢腊月初八，鄂温克族家家户户都食用稠粥。稠粥，鄂温克语称之为“阿木松”，制作方法为：将米焖熟后，用勺压成黏糊状，蘸奶油、奶皮食用。

牧区索伦鄂温克人同样喜欢吃带汤的面食。其主要制作方法为：在肉汤内放入面条或挂面煮熟。此外，饺子、馅饼、各类面饼以及用鲜奶、奶油、稀奶油和面做成的果子也是深受鄂温克人所喜欢的面食。近几十年，牧区索伦鄂温克人主食逐渐转为以米面为主，其面食品种也丰富了起来。

（二）农区索伦鄂温克人的饮食文化

生活于嫩江流域、呼伦贝尔部分地区以及新疆等地的索伦鄂温克人主要从事农业生产。与其农业生产相适应，农区索伦鄂温克人在历史发展过程中，逐渐形成了以粮食为主食的丰富多彩的饮食文化。

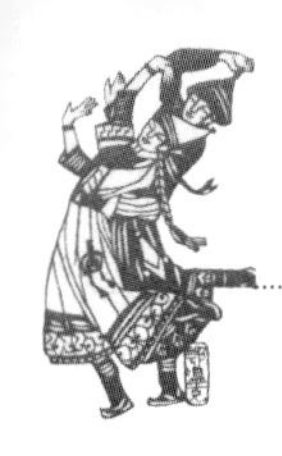

1. 主食

农区索伦鄂温克人的传统主食以稷子米、荞面、燕麦等为主。受其他兄弟民族饮食文化的影响，农区鄂温克人的主食品种发生了较大变化，小米、玉米、大米已成为主食，油饼、面条、馒头、饺子等面食也多了起来，而传统的稷子米、荞面、燕麦等则开始成为稀有食品。

稷子米是深受农区索伦鄂温克人所喜爱的传统食品原料。“喝茶”是20世纪初农区索伦鄂温克人的日常饮食方式之一。所谓“喝茶”，即是将稷子米用水煮开后，放入牛奶，辅以乳制品食用。其加工稷子米的方法为，将稷子和少量清水放入锅中（满锅稷子，倒进四五瓢水）煮开后，不断翻弄，以使稷子受热均匀。约经四五小时，待其基本煮熟后，将稷子取出烤干或晒干，再用碾子碾压成米（在没有使用碾子以前，则是用木臼捣米）。

小麦是农区索伦鄂温克人又一重要食品原料。新疆地区鄂温克人将小麦加工成面粉，经过发酸后做成便于保存的面饼，作为家常主食和野外生产所必需的食品。其制作面饼的方法有三种：（1）用烤盘烤制。将面擀成直径约30厘米、厚3厘米的面饼，涂抹一层鸡蛋后，扣在同样大小的两个烤盘中间，埋入麦杆或牛羊粪的余火灰中烤制。（2）用铁锅烙制。燃烧麦杆以加热铁锅，待锅稍热时，将厚约2厘米的面饼放入铁锅中烙制，翻饼约4次即可烙熟。也可于面饼半熟时（翻饼两次后）从锅内取出，埋在火灰中，待熟后取出食用。（3）用弓形炉膛烤制。待弓形炉膛（用土坯做成）内的火燃烧到一定程度时，用铁叉把余火压平，将厚约3厘米的饼放入铁盘内，涂抹一层牛奶或鸡蛋并用小勺压出米字形花纹，用铁叉将铁盘放入炉中摆放整齐（炉内一般可摆放7～9个长约50厘米、宽约30厘米的铁盘）后，关严炉门烘烤，其间需翻饼一次，30分钟后即可烤熟。

燕麦是农区索伦鄂温克人制作传统食品——“阿嘎”（炒熟的燕麦面）的原料。其食用方法为：将燕麦炒好后，用两块石板挤压去

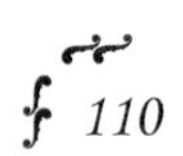

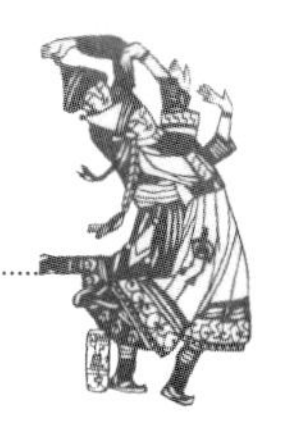

皮，再压成面粉状，放入奶茶中食用。

此外，农区索伦鄂温克人的传统饮食还包括肉粥（以燕麦、稷子或大麦米为原料）、奶粥（以燕麦、稷子、荞麦脐子或大麦米为原料）、稷子米面发糕、油炸稷子面饼、荞麦面饸烙、刀削面，以及以小麦、稷子米和芸豆为原料制作成的豆饭等。

2.副食

农区索伦鄂温克人的副食品包括肉食、乳制品、蔬菜、野生浆果、食用菌类、食用油类等几大类。

肉食是农区索伦鄂温克人的主要副食之一。农区索伦鄂温克人的肉食以牛羊肉居多，此外，也食用猪肉、鸡、鸭、鹅等家禽肉，以及鲤鱼、鲫鱼、白鱼等鱼类。

乳制品是农区索伦鄂温克人的又一主要副食。农区索伦鄂温克人很久以前就有饮用各种奶茶的饮食习惯。而用鲜奶煮制米粥、面片等则是农区索伦鄂温克人较为普遍的饮食方法。吃完手把肉后，用肉汤熬制酸奶粥食用，也深受欢迎。农区索伦鄂温克人认为，这一传统饮食既开胃又有助于消化。此外，农区索伦鄂温克人还将牛奶加工成奶皮子、奶干、奶油等乳制品食用。

农区索伦鄂温克人的蔬菜食品品种丰富多样，较为广泛种植的田园蔬菜食品有豆角、黄瓜、白菜、土豆、青椒、西红柿、茄子等。其加工、食用方法亦多种多样：除夏、秋两季多为食用新鲜蔬菜外，秋收季节还会晾晒豆角、茄子等干菜条，腌制酸菜及各种咸菜，并制作韭菜花、白菜末等调味品，以备冬季食用。

除田园蔬菜外，农区索伦鄂温克人夏季五六月间还采集各种野菜作为副食。农区索伦鄂温克人一般采集柳蒿芽菜、老山芹、黄花菜、野韭菜、野葱、蕨菜等野菜食用，其中以初夏季节采集柳蒿芽菜较为普遍。柳蒿芽菜（鄂温克语称“昆比勒”）多生长于河边、柳树丛下和潮湿野甸等地，其地上部分生长到10厘米左右时为最佳采集时机。

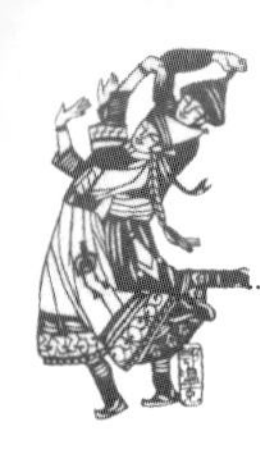

此时的柳蒿芽菜鲜嫩、口感极好。农区鄂温克人采集柳蒿芽菜后，一般晒干或冷冻储存，以备四季食用。柳蒿芽汤是深受农区鄂温克人喜爱的食品。其具体制作方法：将柳蒿芽菜用清水煮烫后捞出，再用凉水冲洗若干次，切碎，与饭豆、肥肉等一同熬制。农区鄂温克人认为，柳蒿芽菜具有消除腹内久火，尤其是肝胆之火，以及清洁血液内的毒素等独特功效。

农区索伦鄂温克人于秋季八、九月间则采集食用菌类和野生浆果，作为副食。其作为副食的野生浆果主要有稠李子、山丁子、山杏、榛子、都柿、红豆等。这些浆果都可直接食用，此外，农区索伦鄂温克人还将其与面粉做成饼或点心食用。其作为副食的菌类则主要有黑木耳和蘑菇等，其中以白蘑最为有名，可与肉同炒或炖食，其味鲜美可口，营养价值颇高。

农区索伦鄂温克人的食用油类种类也较为多样。除动物油外，还包括黄豆油、苏子油、葵花油等植物油。

（三）猎区索伦鄂温克人的传统饮食文化

生活于大兴安岭东南麓、雅鲁、济沁、阿伦河流域的索伦鄂温克人在历史上以狩猎为主，捕鱼、采集为辅，其传统饮食以肉食为主。自20世纪初中东铁路的铺设以来，索伦鄂温克猎民的饮食结构和习俗发生了很大变化。但即使在已实施禁猎的今天，鄂温克猎民仍然保留着本民族的饮食习俗。

1. 主食

猎区索伦鄂温克人主要以猎获狍、犴、鹿、榛鸡（飞龙）、野鸡、野猪等动物的肉制作各种肉食。其肉类食品包括：手扒肉、烤肉和肉干等。

手扒肉是深受猎区索伦鄂温克人喜爱的食品。其制作方法与牧区索伦鄂温克人制作手扒肉的方法近似：将猎获的野生动物剥皮、剔骨，并除去内脏后，卸成块状放入吊锅中加清水煮制。猎区索伦鄂温

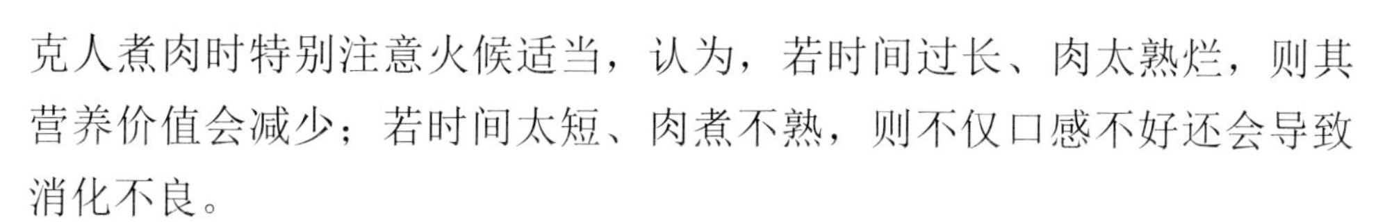

克人煮肉时特别注意火候适当，认为，若时间过长、肉太熟烂，则其营养价值会减少；若时间太短、肉煮不熟，则不仅口感不好还会导致消化不良。

烤肉是猎区索伦鄂温克人传统肉类食品之一。其烤制方法一般有两种。一种为将切成片的兽肉串在削好的带尖细木棍上，串成肉串，放在炭火上烤制。一种则为将肉切成两厘米宽、一厘米厚、约十厘米长的肉条，再均匀地撒上盐末放到火上烤制。以这种方法烤制的烤肉，吃起来外焦里嫩，别有风味。

肉干是猎区索伦鄂温克人又一传统肉类食品。春、夏时节，猎民会将多余的兽肉制成肉干，以备打不到猎物时食用。其制作方法一般有两种。一种为，将兽肉切成条，搭在木杆上晾晒。另一种则是将兽肉放入锅中用盐水煮熟，待晾凉后，用手撕成小块晾晒。

索伦鄂温克猎民还习惯生吃狍子肝脏，即将刚刚猎杀的狍子开膛后，取出冒着热气的肝脏直接食用。他们认为，生吃狍子肝对眼睛具有保健功效，可以保证不生眼病，也可保证视力良好，直至晚年。

2.副食

除以肉类作为主食外，猎区索伦鄂温克人主要以米、面、鱼类、野菜和野果等作为副食。鄂温克猎民主要以稷子米、荞麦面、燕麦面、小米作为辅助食品。其日常消费米、面一般以用猎物进行交换的方式获得。小米加兽肉粥是猎区索伦鄂温克人经常食用的食品。

鱼类也是猎区索伦鄂温克人重要的副食。以哲罗鱼、细鳞鱼、黑鲶鱼和柳根鱼等为原料，用吊锅熬制的各类鱼汤深受猎区索伦鄂温克人所喜爱。此外，猎区索伦鄂温克人的饮食原料还包括：柳蒿芽、野韭菜、野葱、黄花菜等山野菜，花脸蘑、黑木耳、猴头菇等野生菌类，以及山丁子、稠李、榛子、山里红等野果。

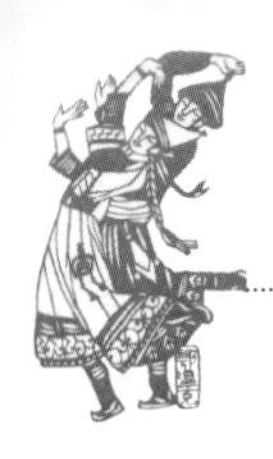

二、使鹿鄂温克人的饮食文化

居住于内蒙古自治区呼伦贝尔市敖鲁古雅的使鹿鄂温克人，主要从事狩猎和独具特色的森林驯鹿养殖业，在漫长的历史发展过程中，形成了以肉食为主的传统饮食文化。其传统食用肉类来源主要包括驯鹿、野生马鹿、犴、狍子、野猪、熊、灰鼠、榛鸡和冷水河鱼等。而驯鹿奶则是他们常喝的饮品。随着经济社会的快速发展，使鹿鄂温克人的饮食习俗也发生了一定变化，食用米饭、米粥、各种炒菜、凉菜的现象已日益突出。

1. 肉食

使鹿鄂温克人一般使用铁锅煮食肉类，其食品种类繁多，如清水煮驯鹿肉或兽肉、清炖飞禽肉、微火慢炖鲫鱼汤、清炖雪兔肉等。此外，早先，使鹿鄂温克人还使用桦树皮桶和河流石煮食肉类。其具体方法为：在盛有清水的桦树皮桶内放入驯鹿肉或其他兽肉，再放入近乎烧红的河流石，待桦树皮桶内河流石的热度下降后，将其取出，再放入烧好的河流石，如此反复至煮熟为止。

熏烤类肉类食品繁多、烤制方法多样，是使鹿鄂温克人传统饮食的一大特色。其食品种类或制作方法为：

（1）烤肉（鄂温克语称“西拉温”）。这是使鹿鄂温克人于野外食用兽肉的一种方法，其最常见的方法是将肉切成条或片后，用带尖的木棍串起，置于火上烧烤，待烤至外表呈金黄色并冒出油脂时，涂抹食盐食用。

（2）烤灰鼠肉。具体方法为：将猎获的灰鼠剥皮并清除内脏后，用食盐腌制片刻，再将腌制好的整个灰鼠用木棍串好，置于篝火旁烘烤，待烤至色泽金红时食用。

（3）烤制小野猪等猎物。烤制这类皮层脂肪较多的动物多使用如下方法：于猎物全身涂抹一层黄黏泥（暂不开膛取出内脏）后吊在篝火上烤制，并不停翻转。待黄泥烤干、猪皮呈焦黄色时，剥掉外层黄

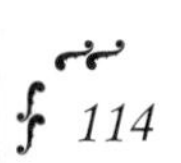

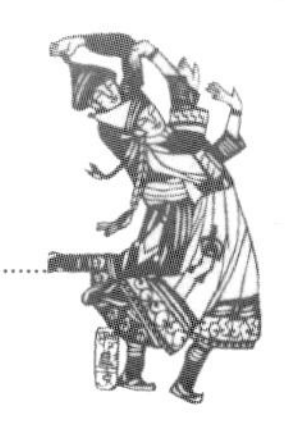

泥并开膛去除内脏，即可食用。

（4）烤制驯鹿、马鹿、犴和狍等动物的腿骨骨髓。具体方法为：将动物腿骨上的肉剃除干净后，置于微弱的火苗中烘烤。待烤出糊香味时，敲碎腿骨食用。使鹿鄂温人认为，烤熟的骨髓油对人体骨骼的营养和保健具有特殊作用，并具有润肠、润肺等功效。此外，使鹿鄂温克人也可烤制犴、鹿等野兽的肝脏食用。

（5）烤鱼肉。烤制方法为：将捕来的鱼刮鳞、去除内脏并清洗干净后，用食盐和调料腌制片刻，再用木棍串好，置于篝火旁烘烤。

（6）烧肉。制作方法为：将猎获的兽肉切成块状，置于烧过的木炭火中，待烧熟后蘸食盐食用。

（7）熏肉：将湿树枝覆盖在火堆上，再将剔除下的驯鹿、马鹿、犴、狍等兽肉切成直径约为三四厘米粗的长条，悬挂于火堆上长时间熏制，待熏成熟肉干后食用。

除煮食和熏烤肉类外，使鹿鄂温克人还使用焖炖的方法制作肉类食品。后一方法是使鹿鄂温克人古老而传统的食品制作方法，具体方法为：将驯鹿或马鹿、犴、狍等动物的大肠洗净，放入该动物的精肉、清水和食盐，缝合好后悬挂于木火上烤制。烤制时，须及时用凉水浇大肠，以保证其不被烧破漏水。待动物大肠内的肉焖炖熟后，用刀捅破大肠取出食用。以这种方法制作的肉食味道醇香可口、鲜嫩无比。

夏季为使肉不发霉、变质，便于长期贮存，使鹿鄂温克人还将兽肉制作成肉干，在春季肉少季节或在原始森林中长途迁徙时食用。肉干酥脆可口，可以干吃，也可熬肉粥、肉汤食用。其制作方法为：将肉煮熟后切成拇指大小的肉块，放在柳树条帘子上，于烈日下晒干。

此外，使鹿鄂温克人在屠宰驯鹿或猎获的马鹿、狍子等时，还会立即取出这些动物的肝脏和肾脏趁热生食。他们认为，在屠宰兽类时趁热生食肝脏和肾脏可清热明目，并对肝、肾具有保健功效。

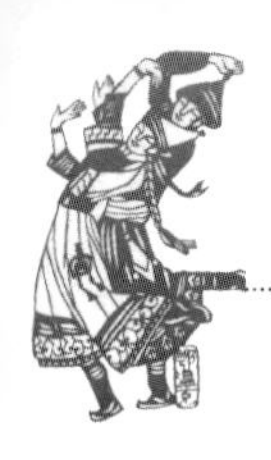

2. 面食

使鹿鄂温克人的传统面食也独具特色，包括面包、“乌勒额温”“利恩奇克”等。

烤制的面包（鄂温克语称“格列巴”） 是使鹿鄂温克人传统面食之一。这一食品便于保存和携带，是使鹿鄂温克猎民生产、生活，特别是到遥远的狩猎点狩猎和放养驯鹿时必不可少的食品。其制作方法为：用清水或驯鹿奶和面，待面发酵后揪成均匀的面团，整齐地摆放在布帘上。再将面团放入平锅（鄂温克语称“达拉嘎温”）内用手轻轻压扁，放入用石头搭成的 “格列巴”烤炉内烤制。待烤至面包初步成型后取出，置于烤炉石头内侧竖起，用炉火烤制。待烤至外皮色泽呈黄红色，即可食用。

“乌勒额温”（一种肉饼）也是使鹿鄂温克人传统面食之一。其制作方法为，用驯鹿肉和山野葱拌好的肉馅制成发面肉饼，放入火灰堆里烧烤，待烤熟后取出，拍打掉外层杂物后食用。

除“乌勒额温”外，使鹿鄂温克人还食用一种被称之为“利恩奇克”的肉饼。其制作方法为：用动物肺做好的肉馅制成发面肉饼，再用动物脂肪油炸熟。使鹿鄂温克人认为，这种肉饼对于肺病具有特殊疗效。

此外，使鹿鄂温克人的传统面食还包括“阿拉吉”（一种用发面制成的油炸面食）、“卡拉巴”（一种用驯鹿奶和面，经烤制而成的发面饼），以及用稠李或都柿果酱做馅经烙制而成的发面馅饼等。

3. 饮品和其他传统饮食

红豆酒是使鹿鄂温克人的日常饮品之一。红豆为一种野生浆果，味酸甜，状似黄豆。使鹿鄂温克人一般采用将红豆放入桦树皮桶内密封发酸的方法酿制红豆酒。据称，使鹿鄂温克猎民从“熊醉红豆”（狗熊爱吃红豆，并能吃醉）得到启发，发明了红豆酒的酿制方法。除红豆酒外，鹿奶茶也是使鹿鄂温克人日常饮品之一。使鹿鄂温克猎

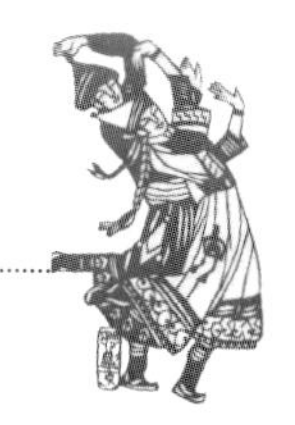

民主要饲养驯鹿。用驯鹿奶熬制的鹿奶茶醇香可口，营养丰富。

使鹿鄂温克人还采集野葱、野韭菜、野芹菜、野黄花菜以及各种菌类，用于制作各种炒菜、炖菜或汤类。如，乌鸡汤炖猴头蘑是猎民经常食用的一种营养价值极高的肉汤。使鹿鄂温克人认为，这种肉汤具有强筋壮骨、补肾醒目的功效。

三、莫尔格勒河流域鄂温克人的饮食文化

生活于莫尔格勒河流域的通古斯鄂温克人主要从事畜牧业生产，其传统饮食以乳、肉、面为主，形成了独特的饮食习俗。该地区鄂温克人一般于早餐和午餐饮用奶茶等茶类饮料，并佐以面包和油炸点心，晚餐则一般食用以肉食为主的肉面、肉粥或手扒肉等。随着生产、生活的不断变化与发展，该地区鄂温克人的饮食文化也发生了一定程度的变化，但传统饮食在其饮食文化中仍占有重要地位。

1.乳制品

莫尔格勒河流域鄂温克人的传统乳制品种类繁多，包括：奶茶、“西米丹”奶油、“俄都木”“阿儒勒”“艾日格”、奶酒、“阿日齐”“塔热嘎”、奶皮等。

奶茶是莫尔格勒河流域鄂温克人早餐和午餐必不可少的饮品。其制作奶茶的方法与索伦鄂温克人的熬制方法有所不同，一般是把鲜奶倒入沏好的茶水中饮用。

“西米丹”为奶精的一种。其传统制作方法为：于春末至秋季将鲜奶盛到桶或盆等容器内，置于阴凉处，经适当时间后，奶精便浮在表层。将奶精取出后，所余即为“西米丹”。使用牛奶分离机制作“西米丹”则更为简便：将鲜奶倒入分离机内，摇动片刻便可制出“西米丹”。

以“西米丹”为原料可制成奶油。其传统制作方法为：将“西米丹”置于锅内熬制。现在一般采用机制，即将“西米丹”倒入机器内

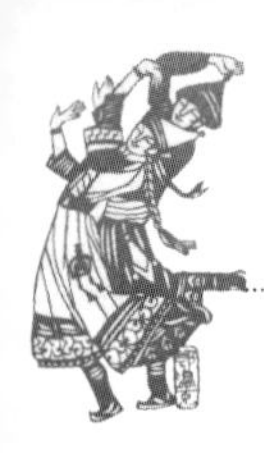

摇动，以制出奶油。机制油一般含有水分，如存放时间过久，容易变质。为了便于长期储存，常把机制油再放入锅中熬制。以这种方法熬制出的奶油，因其呈黄色，故又称之为“黄油”，而机制油则被称为“白油”。当喝茶时将“西米丹”或奶油涂在面包或点心上食用，其味道鲜美，且营养丰富。

“俄都木”是莫尔格勒河流域鄂温克人又一传统乳制品。莫尔格勒河流域鄂温克人一般将“俄都木”盛入盘子中，浇上一层“西米丹”和糖食用，其味道甜中略带酸，极其鲜美。“俄都木”的制作方法为，将牛奶盛于锅中加热，至分解出水后，将水取出，继续加热。待水分被排除，锅中遂形成黏性碎块，即为“俄都木”。将“俄都木”晒干即可制成“阿儒勒”——一种奶渣子。后者便于储藏，可供冬季食用。

“艾日格”是莫尔格勒河流域鄂温克人传统乳制品之一，除可直接饮用外，还可用于制酒和作为发面的引子。其制作方法为，将牛奶发酵后盛于大木桶内，每日倒入鲜奶或提取奶精后的牛奶，用毡子覆盖，使其保持稍高的温度，经几天全面发酵后，即成为“艾日格”。

以“艾日格”为原料，用蒸溜法可制成奶酒（鄂温克语称“艾日可义”）。一般一大锅“艾日格”可出5～6斤酒。其制作方法是：将“艾日格”倒入锅中，上扣一无底桦皮桶，再将一盆凉水置于桶上。桶有旁口，有一流槽从口伸到桶外，槽的上端宽约3寸，处于桶内的中心位置。于锅底加热，“艾日格”沸腾后所产生的蒸气上升遇冷，顺槽流出，即为奶酒。

将奶酒制成后剩余在锅中的凝固体晒干后即成“阿日齐”——一种奶渣子。“阿日齐”与“俄都木”相近，都可放入肉汤或肉粥内入味。但“阿日齐”较“俄都木”为酸，色泽微黄（“俄都木”色泽洁白），并因其原料奶中含有一定量的鲜乳，而在质量上较优于“俄都木”。

以“艾日格”为原料，还可制作“塔热嘎”。据称，早先砖茶

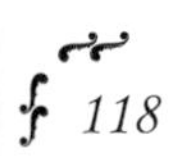

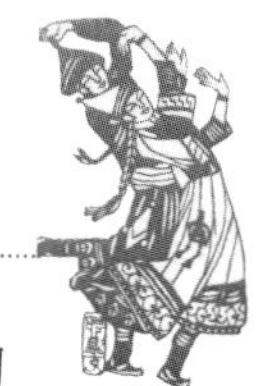

不易购得时，鄂温克人早晚都喝“塔热嘎”充饥。“塔热嘎”质量的好坏由其所用鲜奶量的多少决定。其制作方法是，于酸性较小的“艾日格”内倒入已成半凝状的牛奶和部分鲜奶，保持适当温度，使其慢慢发酵。也可将鲜奶烧开并于冷却后倒入“艾日格”中，使其慢慢发酵。以后一方法制成的乳制品为熟“塔热嘎”。

此外，奶皮也是深受莫尔格勒河流域鄂温克人所喜爱的乳制品，其制作方法与牧区索伦鄂温克人所用方法相同。

2. 肉食

肉食始终是莫尔格勒河流域鄂温克人的重要主食。主要有手扒肉、血肠、肉汤、肉粥和肉干等。莫尔格勒河流域鄂温克人最讲究吃肉干，一般于每年“米特尔”节（11月间）前后宰杀牛羊，将肉晒干保存，以备秋末冬初直至第二年“米阔鲁”节期间食用。据称，过去，同一“尼莫尔”（小型狩猎集团由5～8户构成）内各户宰杀牲畜的日期会相互错开。一般杀羊后，习惯上先煮羊的内脏、血肠，而且都须在当日吃完。他们将煮好的内脏和血肠等盛入木盘内，放在桌上，任何人都可食用。

3. 米、面食及其他传统饮食

莫尔格勒河流域鄂温克人的米、面食种类繁多，包括：（1）面包（被称之为“布路克”，借用于俄罗斯语）。莫尔格勒河流域鄂温克人很早就有烤制面包的习俗。面包是所述地区鄂温克人较为普遍的食物。他们在早午喝茶或晚餐喝肉汤、肉粥时，都会食用一定量的面包。（2）煮面条（鄂温克语称“拉布沙”）。其制作方法独具地方特色，一般是将面条下入肉汤内煮食，其肉多面少，有时还会同时放入少量大米，制成有面条的稀肉粥。（3）“扎土让”。其制作方法为：将麦子（所述地区鄂温克人制作“扎土让”所用麦子种类较为繁多，包括“西尼斯”“雅儒斯”和“奥表斯”等）炒熟后，压成面，放入煮好的茶内食用，有时也同时倒入牛奶食用。（4）稷子米（鄂温克语

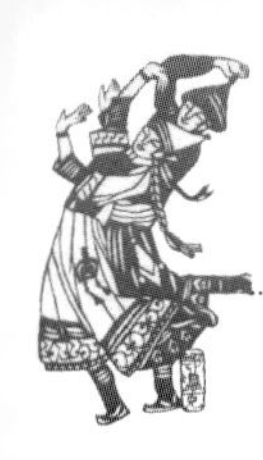

称“特勒木热”），一般以牛油炒熟后放入茶水或牛奶中食用。（5）“毕利呢”为一种用锅煎制的发面饼，一般涂抹“西米丹”或奶油食用。（6）“哈日玛勒”为一种油炸果子，一般于早茶、午茶或三餐间隙喝茶时作为点心食用。

除乳制品、肉食和米面外，莫尔格勒河流域鄂温克人传统饮食中还包括以山野菜为原料制作而成的各种食物。如肉炒“雅格达”“都木斯”“萨兰思”“吉格特”（韭菜）、“鲁格”（野葱）、“曼给特”等，以及以上述野菜制成的汤等。此外，该地区鄂温克人还将稠李、都柿果实熬制成果酱，涂在面包上或做成面包馅食用。

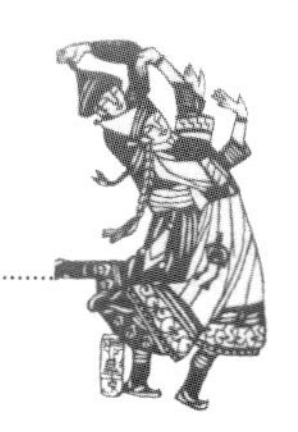

第五章　鄂温克萨满教的疾病观[86]

萨满教是鄂温克族传统文化中具有主导地位的宗教信仰。它曾为鄂温克人提供世界观依据，同时也曾担负帮助鄂温克人抵抗疾病的任务。那么，萨满教对疾病有着怎样的认识？这种认识是否含有合理的成分？对于这些问题，不同的研究虽偶有涉及，但从总体而言大都较为笼统，未能进行深入分析。本节试通过对前人田野调查资料的相关分析，就这些问题给予初步探讨，以达到抛砖引玉之目的。同时，将不同地区鄂温克萨满教有关疾病的认识整理为表格，附于末尾，以供研究者进一步研究之用。

第一节　疾病指称

据相关文献所提供的零散资料，我国境内不同地区的鄂温克萨满教已经具有了有关不同种类疾病的专门指称。这些指称包括："五六十岁老人常得的慢性病""婴幼儿所患疾病""妇女所患疾病""妇女产后所患疾病""不孕不育""精神失常""癫痫病""小儿麻疹""腰腿疼痛""脸上长疥""小儿惊吓""大小便不通""头痛脑热""重病""外出时所患重病""急病""久治不

86　本章部分内容曾以《鄂温克萨满教的疾病观》为题发表于《中医学报》2011 年第 11 期。

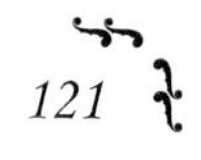

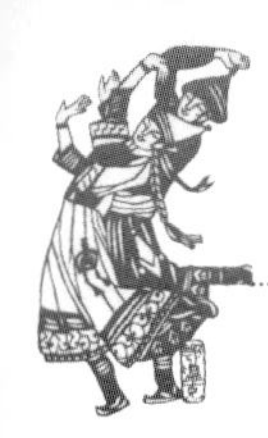

愈的疾病”“经常生病”“幼儿所患久治不愈的疾病”“天花”和“水痘”等等（有关鄂温克萨满教对于这些疾病的看法，详见文中相关叙述和本节附表）。究其对不同疾病进行专门指称的依据与标准可见，大致包括了患病人群、所患疾病具体症状表现、患病时患者的生产生活状况，以及所患病的轻重、缓急，患病时间长短和频繁程度这七个基本依据与标准：（1）“五六十岁老人常得的慢性病”“婴幼儿所患疾病”“妇女所患疾病”“妇女产后所患疾病”这类有关疾病的指称，显然是以患病人群为依据的。（2）“不孕不育”“精神失常”“癫痫病”“小儿麻疹”“腰腿疼痛”“脸上长疥”“小儿惊吓”“大小便不通”“头痛脑热”等这类有关疾病的指称，则应是以所患疾病症状表现为依据的。（3）“外出时所患重病”这类指称的依据之一，则应是患者患病时的生产、生活状况。（4）“重病”“急病”“久治不愈的疾病”和“经常生病”等有关疾病的指称，所依据的则分别是疾病轻重、缓急、患病时间和频繁程度。除以上七个基本依据外，鄂温克萨满教对于疾病的指称，也有几个基本依据共用的情况。如幼儿所患久治不愈的疾病这一类疾病的指称，则是以患病人群和患病时间长短为依据的。

有关不同疾病的指称及其相关依据的存在表明，鄂温克萨满教已对疾病拥有了一定程度的认识。“重病”“急病”“久治不愈的疾病”和“经常患病”这类指称的存在表明，鄂温克萨满教对于疾病的轻重、缓急以及患病时间长短和频繁程度拥有了相应的认识。对“五六十岁老人常得的慢性病”“儿童所患疾病”“妇女所患疾病”和“妇女产后所患疾病”这几类疾病的指称，则反映了鄂温克萨满教对于老人、妇女和儿童这三个易感人群所患疾病的特殊性和不同人群常患疾病之间区别的体认。进一步地，“不孕不育”“精神失常”“癫痫病”“小儿麻疹”“腰腿疼痛”“脸上长疥”“小儿惊吓”“大小便不通”“头痛脑热”这几类有关疾病的指称的存在，则表明鄂温克萨满教已对这些疾病的具体症状表现有了最为基本的认识。实际上，上述最为基本的认识，正是鄂温克萨满教提出各类疾病的相关指称，并对不同疾病进行相互区别的重要前提。总之，鄂温克萨满教对于疾病的轻重、缓急、时间长短和患病频繁程度以及具体症状表现等已经具备了最为基本的认识，并在这一基本认识的基础上对不同种类的疾病进行了相互区分与指称。

第二节　病由观

鄂温克萨满教在对不同疾病给予不同指称的同时，也对不同疾病的病由给予了其独具特色的解释。《呼伦贝尔志略》称："而属黑教之人民（所谓"黑教"即为萨满教——引者注），其疾病之来源则属于黑教之鬼神。"[87]可视之为有关鄂温克萨满教对于不同疾病病由的解释的笼统概括。具体而言，鄂温克萨满教有关不同疾病病由的解释包括以下几个方面：（1）鬼魂以其神秘力量导致人患有某种疾病。萨满教认为宇宙分为上、中、下三界。人类和动植物生息和繁衍于中界，而下界所居住的则是人格化的灵魂——鬼魂。它是能够害人或使人患病的邪恶力量。相关调查明确指出了鬼魂作祟与疾病之间的直接联系。额尔古纳旗使用驯鹿鄂温克萨满教认为人患有某种疾病的原因之一是被鬼魂缠绕所致。[88]阿荣旗查巴奇乡鄂温克萨满教认为，人的生、死和患病都是神和鬼造成的。[89]鄂温克旗辉苏木鄂温克萨满教认为可以将附在人身上的鬼赶到草人上，从而治愈疾病。[90]在陈巴尔虎莫尔格勒

87　《呼伦贝尔志略》，载：都古尔巴图等，鄂温克族历史资料集（第二辑）[Z]．鄂温克族自治旗民委古籍办、呼伦贝尔盟民族事务委员会古籍办内部资料，1996：118.

88　孟和．使鹿部鄂温克人的宗教信仰 [J]．鄂温克研究，2008(2)：48.

89　内蒙古自治区编辑组．鄂温克社会历史调查 [M]．呼和浩特：内蒙古人民出版社，1986：113.

90　内蒙古自治区编辑组．鄂温克社会历史调查 [M]．呼和浩特：内蒙古人民出版社，1986：491.

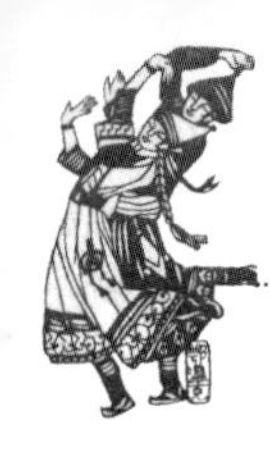

河地区，请萨满治病赶鬼，须杀一只黑山羊或牛等。[91]这些都表明，在鄂温克萨满教看来，鬼魂作祟是导致人患有某种疾病的重要原因之一。

（2）神灵以其神秘力量使人患病。萨满教认为除中界和下界分别居住着人类、动植物和鬼魂外，在上界则居住着另一种人格化的灵魂——神灵。神灵在以其神秘力量主宰人的生产、生活的同时，它的行为也成为了人患有某种疾病的原因之一。鄂温克萨满教认为，触犯神灵和其他调查所未言明的原因都可以导致神灵使人患病。如，额尔古纳旗使用驯鹿鄂温克萨满教认为，舍利神（蛇神）是主管人类疾病之神，[92]人患疾病是触犯了舍利神或被鬼缠绕所致等等。[93]值得指出的是，鄂温克萨满教中已包含了将不同的神与不同疾病相联系的观念。如阿荣旗查巴奇乡地区的鄂温克萨满教认为，五六十岁老人常得的慢性病是“敖教勒”神所害，腰腿疼痛是九个“道尔宝尔”神所害。[94]又如陈巴尔虎莫尔格勒河地区鄂温克萨满教认为，妇女患病是答背神发怒所致。[95]鄂温克旗辉苏木地区萨满教认为，外出时所患重病是博迪合特古热（外路神）所害等等。[96]这反映了鄂温克萨满教在已有疾病知识的基础上，试图将不同疾病的病由归之于不同神灵的努力。虽然，这种努力并不彻底，疾病与鬼神并不能形成完全的一一对应——如吉亚西神、雅鲁神、娘娘神和德力格丁神都可导致头痛脑热和急病，[97]而前

---

91 内蒙古自治区编辑组．鄂温克社会历史调查［M］．呼和浩特：内蒙古人民出版社，1986：336.

92 吕大吉，何耀华．中国各民族原始宗教资料集成：鄂伦春族卷·鄂温克族卷·赫哲族卷·达斡尔族卷·锡伯族卷·蒙古族卷·藏族卷［M］．北京：中国社会科学出版社，1999：139.

93 孟和．使鹿部鄂温克人的宗教信仰［J］．鄂温克研究，2008(2)：48.

94 内蒙古自治区编辑组．鄂温克社会历史调查［M］．呼和浩特：内蒙古人民出版社，1986：113.

95 内蒙古自治区编辑组．鄂温克社会历史调查［M］．呼和浩特：内蒙古人民出版社，1986：338.

96 内蒙古自治区编辑组．鄂温克社会历史调查［M］．呼和浩特：内蒙古人民出版社，1986：489.

97 内蒙古自治区编辑组．鄂温克社会历史调查［M］．呼和浩特：内蒙古人民出版社，1986：114.

述鬼所导致的疾病应是指一般的任何疾病等，但这种努力仍然是客观存在的。

在将不同疾病的病由归之于不同神灵这一不彻底的努力中，也包括有关萨满和婴幼儿这两个特殊人群患病原因的解释：

（1）区别于其他人群，在鄂温克萨满教的观念中，婴幼儿患病有其特殊的原因。已有资料表明，一些地区的萨满教认为是婴幼儿患病与幼儿的守护神——乌麦有着密切的联系。在孩子年幼时，额尔古纳旗使用驯鹿鄂温克家庭一般会请萨满举行“乌麦拉”仪式，为婴幼儿立保婴神——乌麦（又称“奥咩”或“乌蔑”）。[98]乌麦的形象为白桦或落叶松制成的小雀，代表小孩的灵魂。该地区的鄂温克萨满教认为，婴幼儿重病或昏迷不醒是由于乌麦飞离了幼儿的身体所致。[99，100]在鄂温克旗地区萨满教的观念中，这一病由也成为了婴幼儿经常患病、久病不愈和患有小儿惊吓的病由[101]。此外，鄂温克旗地区的萨满教还认为，婴儿患病是因为得罪了祖先神所致。[102]不管怎么说，鄂温克萨满教对婴幼儿与其他人群的患病原因给予了较为明确的区分，这从一个侧面反映出其对婴幼儿这一人群所患疾病的特殊性的认识。

（2）将成为萨满的征兆为患病或患有某种特定疾病。萨满在鄂温克萨满教中具有重要的地位，是神灵与人类之间、鬼魂与人类之间的沟通媒介。正是由于萨满在萨满教世界观中所具有的这一特殊地位，一些地区的鄂温克萨满教认为，萨满是任何鬼神所不能害死的，只有萨满的神相互杀害方能导致萨满的死亡。有关鄂温克萨满教的田野

98　孟和．使鹿部鄂温克人的宗教信仰［J］．鄂温克研究，2008(2)：49

99　孟和．使鹿部鄂温克人的宗教信仰［J］．鄂温克研究，2008(2)：49.

100　内蒙古自治区编辑组．鄂温克社会历史调查［M］．呼和浩特：内蒙古人民出版社，1986：235-236.

101　乌云其其格．我所知道的鄂温克萨满（蒙古文）［M］．海拉尔：内蒙古文化出版社，2008：20-25

102　吕大吉，何耀华．中国各民族原始宗教资料集成：鄂伦春族卷•鄂温克族卷•赫哲族卷•达斡尔族卷•锡伯族卷•蒙古族卷•藏族卷［M］．北京：中国社会科学出版社，1999：156

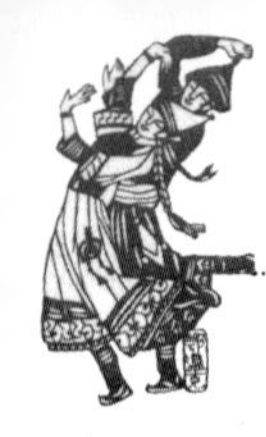

调查表明，普通人在成为萨满之前的征兆皆为患病或患有某种特定疾病。如，额尔古纳旗使用驯鹿鄂温克萨满纽拉成为萨满前的征兆为患有神经失常，久治不愈[103]（一说为经常患病，时而精神错乱[104]），莫德格萨满是因病许愿后成为萨满的，[105]奥云华尔萨满在成为萨满前的征兆为患有久治不愈的癫痫病等等。[106]而其他相关调查也称，成为萨满的征兆为患疯癫病或患有久治不愈的重病。[107]在鄂温克萨满教中，萨满的继承人是由前代萨满的神所选中的，因此，在成为萨满之前患病的原因应归之于前代萨满的神所导致的。

此外，鄂温克萨满教对于传染性疾病的病由也给予了宗教式的阐释。鄂温克族自治旗地区有关祭祀霍卓热神由来的神话称，遭雷击身亡的某家长辈（或长者）的灵魂走入人家传病于人，使患病的人越来越多。为使患者康复，人们将其立为霍卓热神，开始对其进行祭祀。这成为了祭祀霍卓热神的由来。[108]而额尔古纳旗使用驯鹿鄂温克人在举行丧葬后的两三天内会请萨满举行“伊勒格特勒格楞”仪式为帮助埋葬之人除污，其目的则是为了不得病和能够打到猎物。[109]前一则神话将人们患有传染性疾病的原因归之于遭雷击身亡者的灵魂走入人家

103　吕大吉，何耀华.中国各民族原始宗教资料集成：鄂伦春族卷•鄂温克族卷•赫哲族卷•达斡尔族卷•锡伯族卷•蒙古族卷•藏族卷[M].北京：中国社会科学出版社，1999：122.

104　吕大吉，何耀华.中国各民族原始宗教资料集成：鄂伦春族卷•鄂温克族卷•赫哲族卷•达斡尔族卷•锡伯族卷•蒙古族卷•藏族卷[M].北京：中国社会科学出版社，1999：138.

105　吕大吉，何耀华.中国各民族原始宗教资料集成：鄂伦春族卷•鄂温克族卷••赫哲族卷•达斡尔族卷•锡伯族卷•蒙占族卷•藏族卷[M].北京：中国社会科学出版社，1999：122-123.

106　吕大吉，何耀华.中国各民族原始宗教资料集成：鄂伦春族卷•鄂温克族卷•赫哲族卷•达斡尔族卷•锡伯族卷•蒙古族卷•藏族卷[M].北京：中国社会科学出版社，1999：122.

107　丁伟志.中国国情丛书——百县市经济社会调查•鄂温克卷[M].北京：中国大百科全书出版社.1993：320.

108　内蒙古自治区编辑组.鄂温克社会历史调查[M].呼和浩特：内蒙古人民出版社，1986：488.

109　内蒙古自治区编辑组.鄂温克社会历史调查[M].呼和浩特：内蒙古人民出版社，1986：235.

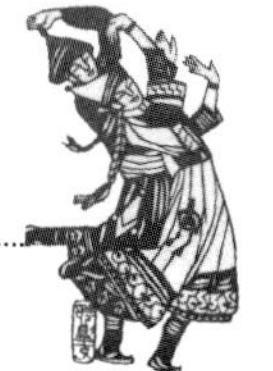

所致，后一项丧葬习俗则将其归之于死者污物所致。此外，《我的先人是萨满》称鄂温克萨满教认为流行性疾病——“昂尼哈辛”是各种阴性鬼灵作祟所致，需举行“洒孙额英嫩”（送瘟神仪式）将鬼灵送走。[110]虽然这类有关传染性疾病的宗教式阐释并不具有合理性，但由这一宗教阐释的存在本身可知，鄂温克萨满教对于传染性疾病的传染特性已有明确的认识。

除鄂温克萨满教的鬼和神之外，其他神灵或灵魂也可致使人患有疾病。如额尔古纳旗使用驯鹿鄂温克人有关伊万的萨满传说称，伊万为久治不愈的幼儿跳神治病后解释其病由为“俄人萨满”所害。[111]所谓“俄人萨满”应指俄国牧师，而在萨满教世界观中能够使幼儿患病的则不应是俄国牧师本身，而应是“俄人萨满”的神灵。此外，鄂温克人有让死者闭眼合嘴的丧葬习俗，认为，这样可以使死者安于归天，不惦念子女；而不安于归天的老人会惦念子女，会给子女带来灾病。[112]

综上可见，鄂温克萨满教的疾病观是以其灵魂观念为基础的。它认为各种不同灵魂都可使人患有不同疾病。因此，其病因观可归之于非自然病因观。值得指出的是，对于病由的判定是鄂温克萨满在跳神治病时选择不同手段的重要前提。在跳神治病时，萨满首先需要区分的正是患者患病的病由——是鬼魂所害还是神灵所害。《我的先人是萨满》称，以判定疾病是由哪一具体灵魂所害为目的的占卜是萨满跳神治病必不可少的重要步骤，[113]有关病由占卜的失误将导致疾病不能

110　何秀芝，杜拉尔·梅．我的先人是萨满［M］．北京：民族出版社，2009：199．

111　内蒙古自治区编辑组．鄂温克社会历史调查［M］．内蒙古人民出版社 1986：236．

112　吕大吉，何耀华．中国各民族原始宗教资料集成：鄂伦春族卷•鄂温克族卷•赫哲族卷•达斡尔族卷•锡伯族卷•蒙古族卷•藏族卷［M］．北京：中国社会科学出版社，1999：167．

113　何秀芝，杜拉尔·梅．我的先人是萨满［M］．北京：民族出版社，2009：50-52．

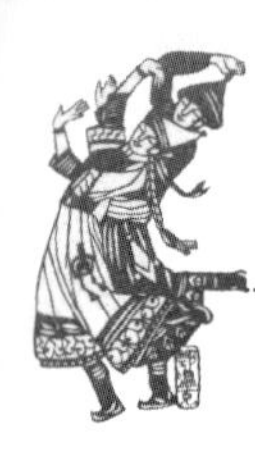

治愈，反而加重。[114]由此可见有关病由的宗教阐释在鄂温克萨满教疾病观中所占有的重要地位。

第三节　疾病治愈观

以其有关病由的宗教阐释为基础，鄂温克萨满教试图以跳神驱鬼等形式治愈疾病。《呼伦贝尔志略》称“其疗病方法亦分数种，病轻者取茶叶诅咒与病者烹与饮之，重者则宰马牛羊鸡雀等禽兽，祭祀鬼神以禳之，若病人附有邪气鬼魂者，则结草为人，跳神而驱逐之”[115]。晚近的相关调查对萨满跳神治病也有不同程度的涉及，如有关阿荣旗查巴奇乡鄂温克人的调查称：“过去鄂温克人有病主要请萨满跳神，进行赶鬼或念咒等办法治病。”[116]鄂温克旗辉苏木地区的萨满跳神治病时则首先确定病由是由于鬼还是神所害，是神则需供神，是鬼则需扎草人赶鬼。[117]《我的先人是萨满》所记萨满跳神治病则包括对病由进行问卜、举行图热西仁与神灵对话、举行陶不仁供祭神灵等具体步骤。[118]而额尔古纳旗使用驯鹿鄂温克萨满则举行“艾牙布恰”仪式跳神治病，请神灵拯救病人。[119]

区别于一般的治病跳神，在幼儿患有重病、昏迷不醒或惊吓时，

114　何秀芝，杜拉尔·梅．我的先人是萨满 [M]．北京：民族出版社，2009：182.

115　《呼伦贝尔志略》，载：都古尔巴图等，鄂温克族历史资料集（第二辑）[Z]．鄂温克族自治旗民委古籍办、呼伦贝尔盟民族事务委员会古籍办内部资料，1996：116-117.

116　内蒙古自治区编辑组．鄂温克社会历史调查 [M]．呼和浩特：内蒙古人民出版社 1986：111.

117　内蒙古自治区编辑组．鄂温克社会历史调查 [M]．呼和浩特：内蒙古人民出版社 1986：491.

118　何秀芝，杜拉尔·梅．我的先人是萨满 [M]．北京：民族出版社，2009：180-182.

119　孟和．使鹿部鄂温克人的宗教信仰 [J]．鄂温克研究，2008(2)：48.

在一些地区则会请萨满举行“乌蔑拉”仪式为幼儿招魂治病。[120-121]对于因将成为萨满而患有的疯癫或久治不愈的疾病，则需请萨满引导，使患者成为萨满。[122]对于不育不孕，则需供祭北斗星求子。[123]此外，鄂温克萨满教还认为雷击物、萨满的神器或萨满所赐物件也具有治愈疾病的功效。如奥云华尔萨满的护心镜具有镇痛除病作用，[124]雷击石泡水饮用可以治愈大小便不通和妇女产后所患疾病，[125]幼儿经常生病或久治不愈时在胸前佩戴由萨满赐给的三角形红色小布袋，则可治愈疾病[126]等等。

由上可见，在鄂温克萨满教中疾病的施治主体一般为萨满等神职人员。值得指出的是，在鄂温克萨满教中，萨满等神职人员可以治愈各类疾病的原因，并不在于其本人所具有的医术，而在于其所供奉的神灵（舍文）的神奇力量——如狐仙（“索勒黑”）有在梦中探病治病的能力，熊神具有驱逐鬼魂和动物精灵的能力等[127]——和其本身所具有的与神灵对话的能力。这表明，鄂温克萨满教的疾病治愈观，仍然是以其灵魂观念为基础的。以萨满等神职人员的舍文驱逐鬼魂或与

120 孟和．使鹿部鄂温克人的宗教信仰 [J]．鄂温克研究，2008(2)：49.

121 吕大吉，何耀华.中国各民族原始宗教资料集成：鄂伦春族卷•鄂温克族卷•赫哲族卷•达斡尔族卷•锡伯族卷•蒙古族卷•藏族卷[M]．北京：中国社会科学出版社，1999：157-160.

122 内蒙古自治区编辑组．鄂温克社会历史调查 [M]．呼和浩特：内蒙古人民出版社，1986：115；234；335；490.

123 内蒙古自治区编辑组．鄂温克社会历史调查 [M]．呼和浩特：内蒙古人民出版社，1986：113.

124 吕大吉，何耀华.中国各民族原始宗教资料集成：鄂伦春族卷•鄂温克族卷•赫哲族卷•达斡尔族卷•锡伯族卷•蒙古族卷•藏族卷[M].北京：中国社会科学出版社，1999：140.

125 吕大吉，何耀华.中国各民族原始宗教资料集成：鄂伦春族卷•鄂温克族卷•赫哲族卷•达斡尔族卷•锡伯族卷•蒙古族卷•藏族卷[M].北京：中国社会科学出版社，1999：101.

126 吕大吉，何耀华.中国各民族原始宗教资料集成：鄂伦春族卷•鄂温克族卷•赫哲族卷•达斡尔族卷•锡伯族卷•蒙古族卷•藏族卷[M].北京：中国社会科学出版社，1999：130-131.

127 何秀芝，杜拉尔 • 梅．我的先人是萨满 [M]．北京：民族出版社，2009：43.

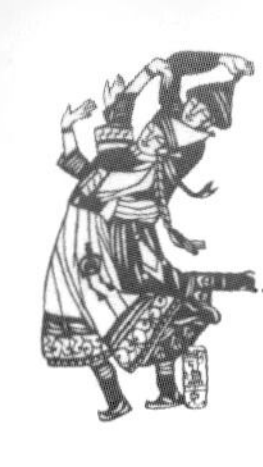

不同的神灵对话进而供祭神灵，成为了鄂温克萨满教治愈疾病的核心内容。

正是以其灵魂观念为基础，鄂温克萨满教疾病观进一步发展出对于不同的疾病供祭不同神灵的观念。如阿荣旗查巴奇乡鄂温克萨满教认为，五六十岁老人常得的慢性病则需请萨满供祭“敖教勒”神，[128]小儿麻疹则需供祭娘娘神，[129，130]脸上长疥则需供“德力格丁”神，[131]腰腿痛供祭九个“道尔宝尔”神。[132]陈巴尔虎莫尔格勒河地区鄂温克萨满教认为，妇女患病用刚嘎草熏答背神。[133]鄂温克旗辉苏木地区萨满教认为，外出时患重病需要供祭博迪合特古热神。[134]额尔古纳旗使用驯鹿鄂温克人认为所有疾病都归舍利神管理，除由鬼所造成的疾病、幼儿和将成为萨满者所患疾病外，都需供祭舍利神。当然，与有关病由的宗教阐释相同，这种努力也并不彻底。前已述及，鬼可令人患有任何一种疾病，而不同的神灵也可以令人患有相同的疾病。与此相对应，鄂温克萨满教对于被认为是由鬼所造成的任何一种疾病都会跳神赶鬼，而对于被认为是由不同神灵所造成的相同疾病，其所供祭的对象也不尽相同。显然，对于不同的疾病供祭不同神灵的观念是与有关病由的宗教解释紧密联系在一起的，可将前者视之为后者的进一步发展。这种将不同的疾病归之于不同的神灵管理的观念（包括将不同疾病的致病原因归之于不同神灵和对于不同的疾病供祭不同神灵的

128　内蒙古自治区编辑组．鄂温克社会历史调查［M］．呼和浩特：内蒙古人民出版社，1986：113.

129　内蒙古自治区编辑组．鄂温克社会历史调查［M］．呼和浩特：内蒙古人民出版社，1986：114.

130　吕大吉，何耀华．中国各民族原始宗教资料集成：鄂伦春族卷•鄂温克族卷•赫哲族卷•达斡尔族卷•锡伯族卷•蒙古族卷•藏族卷［M］．北京：中国社会科学出版社，1999：118.

131　内蒙古自治区编辑组．鄂温克社会历史调查［M］．呼和浩特：内蒙古人民出版社，1986：114.

132　内蒙古自治区编辑组．鄂温克社会历史调查［M］．呼和浩特：内蒙古人民出版社，1986：113.

133　内蒙古自治区编辑组．鄂温克社会历史调查［M］．呼和浩特：内蒙古人民出版社，1986：338.

134　内蒙古自治区编辑组．鄂温克社会历史调查［M］．呼和浩特：内蒙古人民出版社，1986：489.

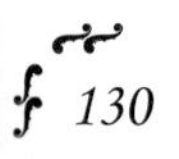

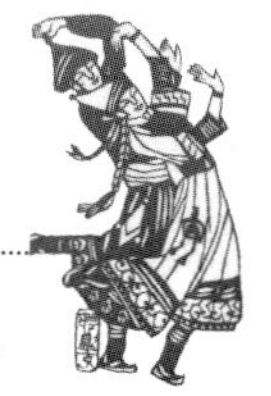

观念），可视为鄂温克萨满教在已有疾病认识与分类知识的基础上对其疾病观进行理论化、体系化的初步尝试。

鄂温克萨满教疾病观的上述理论化、体系化尝试，与萨满教神职人员的分化有着密切的联系。《我的先人是萨满》称，萨满并不治疗天花、麻疹和水痘等疾病。治疗这类疾病的任务由“那咩论”承担。那咩论主要治疗天花、麻疹和水痘等疾病，如果有人患有重病且萨满不在时也进行问卜。他（或她）仅有一个萨满神灵，而这一神灵正是鄂温克萨满教中主管天花、麻疹和水痘等疾病的娘娘神。[135]这表明，至少在《我的先人是萨满》的作者何秀芝的家乡，由萨满这一社会角色已分化出专门治愈某种特定疾病的专门人员——那咩论，而这种社会角色的分化，正是以有关疾病观的理论化和体系化为基础的，可视为其疾病观的进一步发展。值得指出的是，在蒙古族萨满教中也曾出现各类治愈特定种类疾病的神职人员——作为专业接生人员的Udugan或Edugan，以舞蹈的形式治疗精神类疾病的安代博和医治骨折的整骨博等专门人员。[136]那么，蒙古族萨满教中所出现的这一神职人员的分化，是否也以其疾病观的理论化体系化为基础？有关这一问题仍有待进一步探讨。

综上可见，鄂温克萨满教对于疾病的轻重、缓急、时间长短和患病频繁程度以及具体症状表现等已经具备了最为基本的认识，并对不同种类的疾病给予了区分和指称，进而，在以其灵魂观念对各类疾病的病由给予宗教阐释的基础上，试图借助超自然的力量来治愈各类疾病。从总体而言，其疾病观已表现出了理论化、体系化的初步尝试。同时，这一疾病观中也不乏一些合理性的因素，如有关疾病具体症状表现的认识、有关传染性疾病传染特性的认识等等。在科学成长的历史上，不同学科与传统宗教观念和神秘主义思想之间曾有过难以割舍

135　何秀芝，杜拉尔·梅．我的先人是萨满［M］．北京：民族出版社，2009：73，215.

136　策·财吉拉胡．宗教信仰对蒙古医学的影响［J］．中华医史杂志，1999（4）：92-95.

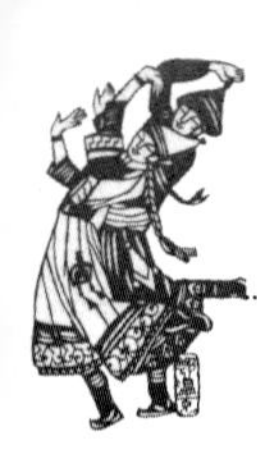

的紧密联系，[137]而这一点在不同传统的医学发展中也有十分突出的表现。由有关鄂温克萨满教疾病观的考察可见，鄂温克萨满教在为相关医学知识——如有关疾病症状表现的知识等——的积累提供了一定的发展空间，但，同时也因试图用超自然力量解释与治愈疾病而限制了其背景下医学的进一步发展。有关鄂温克萨满教疾病观的探讨，对于了解医学的历史发展，特别是医学与宗教的历史关系具有重要的借鉴意义。不过值得指出的是，对于各种传统医学而言，最为重要的是以其合理因素（通过直接采用或借鉴吸收）服务于人类健康，而不应因其包含不合理的因素而对其给予全面的否定。那么，鄂温克萨满教中是否具有当今医学应予以借鉴的合理因素？笔者认为这种因素仍然是存在的。如，虽然鄂温克萨满教试图借助于超自然的神秘力量来治疗疾病的做法并不可取，但其驱鬼或祭神治病仪式却会给崇信萨满教的患者以莫大的精神鼓励，从而赋予其以战胜疾病的勇气。而给予病人以战胜疾病的勇气这点却是现代医学所严重忽略的。这充分表现了鄂温克萨满教疾病观的现代价值。那么，除此之外，鄂温克萨满教是否具有现代医学可以借鉴的其他合理因素？对于这一问题则有待于进一步的探讨。

137　艾伦•G•狄博斯. 文艺复兴时期的人与自然[M]. 上海：复旦大学出版社，2000. 16～21.

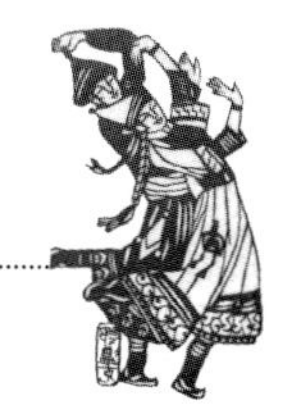

附表一：阿荣旗查巴奇乡鄂温克萨满教对于疾病的认识

疾病种类	致病原因	解决办法	文献出处	说明
小儿麻疹	娘娘神所害	供祭娘娘神	文献［1］114 文献［2］118	文献［1］未言明致病原因。文献［2］则称娘娘神尤其能作怪于小孩，因而在小孩得麻疹时，供娘娘神
五六十岁老人常得的慢性病	“敖教勒”神所害	请萨满供祭该神	文献［1］113	“敖教勒”神是鄂温克萨满教中的祖先神，一般人使他生气也会患病
腰腿痛	九个“道尔宝尔”神所害	请萨满供祭该神	文献［1］113	该神为“敖教勒”神下半身所变
脸上长疥		供“德力格丁”神	文献［1］114	“德力格丁”神的形象为桦树皮或红铜做的面具
头疼脑热	吉亚西神、雅鲁神、娘娘神和德力格丁神所害		文献［1］114	吉亚西神主管牲畜繁殖
急病				
不孕不育		供祭北斗星	文献［1］113	鄂温克萨满教认为，北斗星给人以灵魂，南斗星给人以寿数。在阴历十二月二十七日晚，可以点七盏灯并祭祀供品的形式祈求北斗星赐予孩子
头痛	娘娘神所害	供娘娘神	文献［2］118	文献［2］称：娘娘神能叫人头痛闹病
疾病	鬼所害	请萨满跳神赶鬼	文献［1］113，117	1. 鄂温克萨满教认为人的生、死和患病都是神和鬼造成的。 2. 该地萨满教认为，难产而死的妇女多变成鬼，能害死人。 3. 文献［1］称除给患病的人跳神赶鬼外萨满与常人一样从事劳动

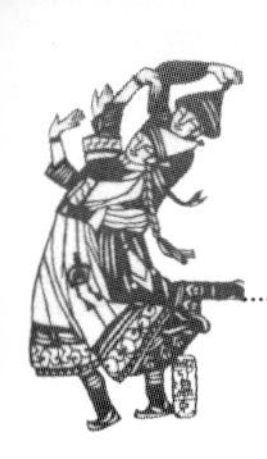

疾病种类	致病原因	解决办法	文献出处	说明
疾病	触犯敖教勒神	供敖教勒神	文献［1］114	鄂温克人认为敖教勒神生气会使人生病，人们供敖教勒神的目的为求他不生气和求该神治病赶鬼
		“舍卧克”神施药	文献［2］104 文献［3］36	民间故事称，具有人面牛角的大蛇将药吐在萨满的身心上，治愈了古尔丹母亲的疾病。这成为鄂温克人供奉“舍卧克”神的由来
	将成为萨满	成为萨满	文献［1］115	文献［5］称由前代萨满的神在“毛哄”中选择继承人，而将成为萨满的征兆则为患病，如果不当萨满就不能够痊愈，甚至死掉
	娘娘神所害	供娘娘神	文献［3］118	见本表“头痛”说明部分

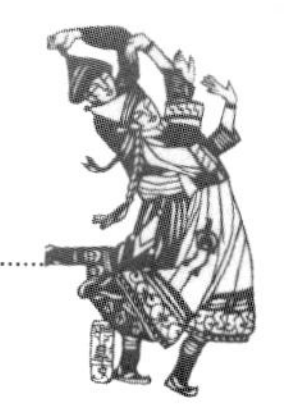

附表二：额尔古纳旗使用驯鹿鄂温克萨满教对于疾病的认识

<table>
<tr><th>疾病种类</th><th>致病原因</th><th>解决办法</th><th>文献出处</th><th>说明</th></tr>
<tr><td>幼儿所患重病</td><td rowspan="2">幼儿的“乌麦”离开了其身体</td><td rowspan="2">请萨满举行求“乌麦”（奥咩）仪式，把幼儿的乌麦请回</td><td rowspan="2">文献[1]233，235-236，文献[5]49</td><td rowspan="2">文献［1］称玛鲁是各种神灵形象的总称。由十二种东西或神灵构成。乌麦为玛鲁的构成部分，形象为白桦或落叶松制成的小雀，代表幼儿的灵魂，是保护婴儿生命安全的神。文献［5］则称凡是有小孩的使鹿鄂温克家庭都为孩子立灵魂神——奥咩，幼儿患有重病或昏迷不醒时则认为奥咩飞走了，须请萨满跳神把奥咩请回来</td></tr>
<tr><td>幼儿昏迷不醒</td></tr>
<tr><td>不孕不育</td><td></td><td>请求“乌蔑”神赐给儿女</td><td>文献［2］161</td><td>纽拉萨满的唱词中有“祈求管婴儿的‘乌蔑’神，赐给他们众多的子女”一语，可见，在敖鲁古雅鄂温克萨满教观念中，生育子女应由“乌蔑”神管理</td></tr>
<tr><td>幼儿所患久治不愈的疾病</td><td>俄国萨满所害</td><td>请萨满跳神</td><td>文献［1］236</td><td>传说称，伊万萨满为久治不愈的幼儿跳神治病后解释其病因为：俄人萨满所害</td></tr>
<tr><td rowspan="2">重病</td><td>触犯舍利神所致</td><td></td><td>文献［1］233</td><td>文献称，舍利神是玛鲁的构成部分，即蛇神。其形象为蛇，雌蛇两个角，雄蛇三个角。它生气则会令人患重病</td></tr>
<tr><td></td><td>请萨满跳神</td><td>文献［1］233</td><td>文献称鄂温克人得重病时主要请萨满跳神</td></tr>
</table>

疾病种类	致病原因	解决办法	文献出处	说明
精神失常	将成为萨满	成为萨满	文献［2］122，138； 文献［1］234	文献［2］称纽拉萨满在成为萨满前的征兆为精神失常，久治不愈（一说为经常患病，时而精神错乱）。文献［1］称在老萨满死后由其子嗣或亲弟妹继承，若无子嗣则有萨满的神在氏族内选择继承人。将成为萨满的征兆为发疯
经常患病				
久治不愈的疾病				
疾病	污物所害	请萨满举行“伊勒格特勒格楞”仪式	文献［1］235	文献[1]称在举行丧葬后的两三天内请萨满举行“伊勒格特勒格楞”仪式为帮助埋葬之人除污，其目是为了不得病和能够打到猎物
	触犯舍卧刻神所致		文献［1］232	舍卧刻神是鄂温克萨满教的祖先神，是玛鲁的主体部分，其形象是以“哈卡尔”木刻成的一男一女。在有关其来源的神话传说中，舍卧刻神的形象则为头上有两个角的大蛇
	触犯舍利神所致	请萨满跳神祭祀蛇神祈求保佑病人康复	文献［5］48 文献［2］139	文献[4]称，它是主管人类疾病之神。人患疾病是触犯了“舍利”神或被鬼缠绕所致。文献[2]称“舍利”神管理各种疾病，人患病则请萨满跳神祭祀蛇神祈求保佑病人康复
	鬼所害	请萨满跳神赶鬼	文献［1］238 文献［5］48	文献［5］称鄂温克萨满教认为人患疾病的原因之一是被鬼所缠绕所致。文献［1］称鬼能害人患病，但鬼怕萨满，因此人们请萨满跳神治病

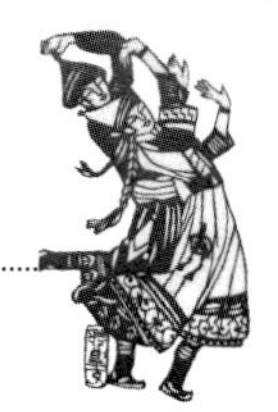

附表三：陈巴尔虎莫尔格勒河鄂温克萨满教对于疾病的认识

疾病种类	致病原因	解决办法	文献出处	说明
妇女所患疾病	答背神所害	用亚洲百里香熏答背神	文献［1］338	答背神是两个毡子做的人形，是一个女性神
精神失常	将成为萨满	请萨满供患者的神使之成为萨满	文献［1］335	文献称已死萨满的神在其继承人中选择新萨满，成为萨满的征兆为发疯、发狂。如果不予理会则会死掉
疾病	萨满的神所害	供舍卧刻神	文献［1］340	有关供奉舍卧刻神由来的传说称：杜拉尔氏女萨满被不孝儿媳杀害后，她的神致使全氏族的人患病。由此人们开始将她供奉为舍卧刻神。其他氏族也出现过类似的事，所以每家都供舍卧克神
	鬼所害	请萨满赶鬼治病	文献［1］336	文献称，请萨满治病赶鬼，须杀一只黑山羊
婴幼儿所患疾病		萨满跳神后留给小孩信物	文献［1］336	文献称，萨满跳神后留给小孩一件东西，以保佑后者安全、健康

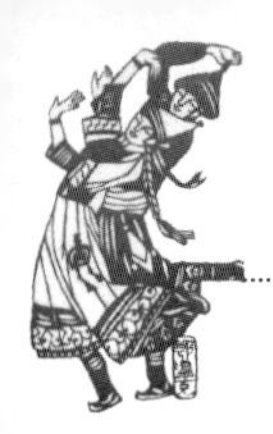

附表四：鄂温克旗鄂温克萨满教对于疾病的认识

<table>
<tr><th>疾病种类</th><th>致病原因</th><th>解决办法</th><th>文献出处</th><th>说明</th></tr>
<tr><td>大小便不通</td><td></td><td>雷击石泡水饮用</td><td>文献［2］101</td><td></td></tr>
<tr><td>妇女产后所患疾病</td><td></td><td>雷击石泡水饮用</td><td>文献［2］101</td><td>鄂温克人用这种方法以求产妇产后健康</td></tr>
<tr><td rowspan="2">婴儿所患疾病</td><td></td><td>将雷击石绑在摇篮上，以求雷神保佑儿女平安</td><td>文献［2］101</td><td></td></tr>
<tr><td>得罪了祖先神所致</td><td>向祖先神祷告，祈求婴儿康复</td><td>文献［2］156</td><td></td></tr>
<tr><td rowspan="2">婴幼儿久病不愈</td><td>婴儿的乌麦离开了其身体</td><td>请萨满举行“乌麦拉”进行招魂</td><td>文献［6］20-25
文献［2］157-160</td><td></td></tr>
<tr><td></td><td>将萨满所赐三角形红色小布袋挂在小孩胸前</td><td>文献［2］130-131</td><td>文献称，将经常生病、久治不愈的幼儿，由其母亲领到萨满处，向萨满讲清病情经过、症状后由萨满赐给三角形红色小布袋挂在患儿胸前，则可治愈疾病</td></tr>
<tr><td>小儿惊吓</td><td>婴儿的乌麦离开了其身体</td><td>请萨满举行“乌麦拉”进行招魂</td><td>文献［6］20-25
文献［2］157-160</td><td></td></tr>
<tr><td rowspan="2">婴幼儿经常生病</td><td rowspan="2"></td><td>将萨满所赐三角形红色小布袋挂在小孩胸前</td><td>文献［2］131</td><td>见本表“幼儿生病久治不愈”说明部分</td></tr>
<tr><td>请萨满向神求子</td><td>文献［1］491-492</td><td>神话传说称，孩子的灵魂是由居住在太阳升起地方的老人所赐给的。如果没有孩子、孩子经常夭折或经常生病则可以求老人赐给孩子</td></tr>
</table>

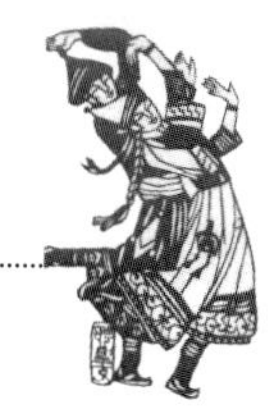

疾病种类	致病原因	解决办法	文献出处	说明
不孕不育		请萨满向神求子	文献［1］491，492	见本表“幼儿经常生病”说明部分
外出得重病	“博迪合特古热”神（外路神）所害	在院外搭上木架，用鸡或猪尾祭祀	文献［1］489	
精神失常	将成为萨满	成为萨满	文献［1］489，490 文献［2］132； 文献［7］320	文献［1］称成为萨满的征兆为发疯，前代萨满的神会附在发疯者身上 文献［2］、［7］称成为萨满的征兆为患疯癫病或患有久治不愈的重病
		将护心镜在阿尔善水中浸泡后放于患者胸口	文献［2］140	文献［3］称奥云华尔萨满的护心镜，具有镇痛除病作用
癫痫病	将成为萨满	成为萨满	文献［2］122	奥云华尔萨满在成为萨满前的征兆为患有久治不愈的癫痫病
疾病		将护心镜在阿尔善水中浸泡后放于患者痛处	文献［2］140	参见本表“精神失常”说明部分
		祭祀霍卓热神	文献［2］115	文献［2］所记神话传说称，人们患病后会立刻祭祀霍卓热神
	雷击身亡者的灵魂传病于人	将雷击身亡者的灵魂立为霍卓热神	文献［2］115 文献［1］488	有关霍卓热神由来的神话传说称，遭雷击身亡的某家长辈（或长者）的灵魂走入人家传病于人，使患病的人越来越多。为使患者康复人们将其立为霍卓热神，开始对其进行祭祀

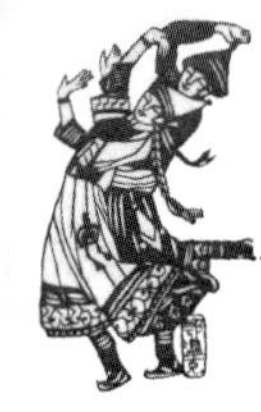

疾病种类	致病原因	解决办法	文献出处	说明
疾病	萨满的神所害	请萨满供神	文献 [1]491	萨满治病首先要断定是由鬼害的还是由萨满的神害的，如果确定是萨满的神害的便要供神如果是鬼所害则需赶鬼
	鬼附在病人身上所致	请萨满跳神赶鬼	文献 [1]491	文献称，萨满的职业为跳神驱鬼为人治病
	将成为萨满	成为萨满	文献 [2]122-123	文献称莫德格萨满是因病许愿后成为萨满的
		请萨满跳神	文献 [1]130	文献 [5] 称鄂温克人生病就请萨满跳神驱鬼治病
久治不愈的疾病	将成为萨满	成为萨满	文献 [2]122	参见本表“癫痫病”和“精神失常”说明部分
重病	将成为萨满	成为萨满	文献 [2]132 文献 [7]320	参见本表“精神失常”说明部分

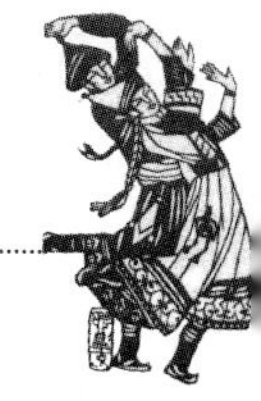

附表五：扎兰屯萨马街地区鄂温克萨满教有关疾病的认识

表 5-1：不同的神职人员与疾病

疾病种类	神职人员	文献出处	说明
疾病	萨满	文献[8]42，43，50-52，24，82，83，86，92，95，104-111，114，146，163，297，121，194，21-23，19-21	1. 使氏族成员不受疾病侵染是萨满的职责（95 页）。传说称：尼桑萨满具有使人起死回生、借尸还魂的能力(104-111，224-227 页)。 2. 萨满跳神治病的过程包括如下步骤：对病由进行问卜、举行“图热西仁”（与神灵对话仪式）、在病人病情好转的情况下举行“陶布仁”按照先前的承诺供奉牲畜、供品(180-182 页)。 3. 宏萨满曾为其身在远方且重病在身的亲家的孙子治病。其具体步骤包括：在家占卜病情后燃香唱祭神歌“舍文扎黑日沙”治病、患者初愈后到患者家跳大神祭神除鬼、回家后酬谢舍文（21-23 页） 4. 宏萨满具有延缓将寿终者死亡时间的神通。其具体步骤包括用羊肩胛骨占卜病情、跳神请舍文到阴间商定患者归期（19-21 页）。 5. 萨满跳神治病首先需要用占卜的方法弄清病由。占卜方法包括托梦占卜（“索奥伦嫩”）、烧羊或狍子的肩胛骨进行占卜、立鸡蛋或筷子进行占卜(50-52 页)。占卜在跳神治病中具有重要作用。如果占卜失败将导致疾病不能痊愈（24 页)。 6. 萨满所供奉的神灵（“舍文”）越多，其能量就越大，看病的准确率和效果也就越高。(42 页)不同的舍文具有不同的神力：“敖教日舍文”具有与神灵对话、驱逐鬼魂的能力；狐仙（“索勒黑”）有在梦中探病治病的能力；熊神具有驱逐鬼魂和动物精灵的能力（43 页），它在驱鬼除妖中具有很强的威力（163 页）。萨满的所有舍文都可变成鹰飞向任何地方传递信息、捉拿鬼魂 82 页）。舍文还可以通过萨满“德勒波黑也”上的照妖镜看透任何妖魔（83 页）。萨满的鼓和鼓槌代表雷和火的声音，雷声可以震慑一切妖魔和鬼灵（86 页），萨满在驱逐鬼魂时一般请雷神（“阿格迪”）

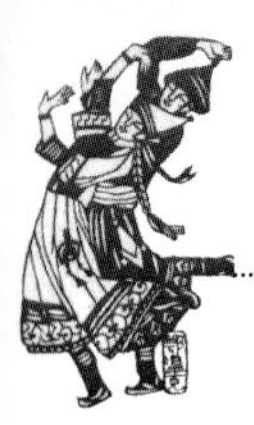

疾病种类	神职人员	文献出处	说明
疾病	萨满		（43 页），萨满的鼓声是萨满舍文中雷神的体现，雷神的鼓可以驱逐妖魔鬼怪（92 页），萨满还可用火驱逐鬼魂(146 页)。关于华萨满的故事称：獾子精曾教授华萨满如何治病（114 页） 7. 萨满跳神之后，如果需要经常供奉，则以神偶（“阿嫩”）立神灵的神位（297 页）。 8. 除专门请萨满跳神治病之外，还可以在萨满举行“意德西仁”仪式神灵附体时，向萨满询问病由和需要供什么神（121 页）。也可以参加“呼热勒仁”仪式。“呼热勒仁”仪式是奥米那仁仪式的重要组成部分，举行于奥米那仁仪式的第三天，将氏族所有成员集中起来祛邪、祛病是其功能之一（176-177，194 页）
	半仙	文献［8］148	领了千年修行的蛇神的仙位，可成为看病行医的半仙。狐仙与蛇仙的功能相似，供祭方法也相似。半仙给人看病时心里默念蛇仙或狐仙帮助，就可应验
	“额吾柯”神附体者	文献［8］166	“额吾柯”神附体者可告知家里有病人的问询者应该祭祀什么神、用什么样的牲畜祭祀等
	扎勒波日倩	文献［8］73	扎勒波日倩没有舍文，萨满不在或病人情况紧急时可承担萨满的职责。萨满在时担任萨满助手的职责。
“尼斯坤”（麻疹）、“额都”（天花）、“额合武日”（水痘）	那咩伦	文献［8］62，73，215-217	1. 那咩伦仅供奉一种神灵，即娘娘神。专门治疗萨满所不能治疗的麻疹、天花、水痘等疾病。在萨满不在的请况下，那咩伦也可以问卜。 2. 敬娘娘神的时诸多禁忌：不能大声喊叫、摆放物品须轻拿轻放不可惊吓患儿。不准爆炒菜肴、不准发出葱蒜味、夫妻不准同床、患儿忌食鱼、蛋等食品、忌闻辛辣味等

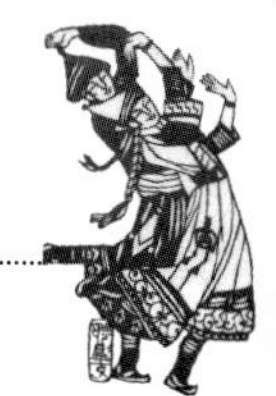

表 5-2：成为神职人员的征兆与疾病

病由	疾病种类	解决办法	文献出处	说明
被神灵选中将成为萨满	患久治不愈的疾病	成为萨满或那咩伦	文献[8]73-76	成为萨满的具体过程为：首先须请萨满进行占卜。如果占卜结果显示患者将成为萨满，则举行“图热西仁”仪式与神灵对话。对话后如果病人的疾病有所好转则可以完全断定患者被神灵选中将成为萨满。这时须举行萨满出师仪式，使之成为萨满。如果病情加重则说明萨满占卜失败，患者并非是萨满的传承人。在并非是萨满传承人的情况下强行举行出师仪式则会导致病情的加重，乃至死亡
	精神恍惚	成为萨满或那咩伦	文献[8]73-76	
	体弱多病	成为萨满	文献[8]115，198-199，29	1. 散佐勒萨满因体弱多病成为萨满。 2. 月莲萨满因体弱多病成为了萨满。 3. 卜成福因体弱多病成为了宏萨满的传承人
	腿痛	成为萨满	文献[8]4	白雅勒萨满腿有残疾，为了治病而领了萨满的舍文
	全身酸痛、浑身难受	成为萨满	文献[8]198	恰艳萨满因全身酸痛、浑身难受成为萨满
被娘娘神选中将成为那咩伦	“掉骨头的”病（骨结核）	成为那咩伦和服用土茯苓	文献[8]9	1. 那咩伦的选择方式与此相近。 2. 何秀芝的奶奶花格塔接娘家氏族的娘娘神并服用土茯苓后“掉骨头的”病奇迹般痊愈
	产后风	举行驱鬼仪式、请那咩伦师傅引导成为那咩伦、吃中药	文献[8]14	何秀芝姐姐何秀叶产后患产后风，除举行驱鬼仪式外，还请那咩伦师傅引导成为那咩伦，并病吃了中药，后痊愈。
	常年患病	成为那咩伦	文献[8]14	何秀芝的母亲常年患病，后由那咩伦师傅引导成为了那咩伦
被神灵选中，继承治病法术	常年患各种疾病	食用人体胎盘	文献[8]59	萨玛依日氏林巧的孙女被林巧的神灵选中继承治病法术，常年患病，后因食用人体胎盘玷污了神灵而再未被神灵干扰。

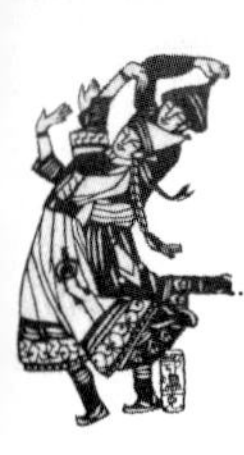

表 5-3：萨满的舍文与疾病

疾病种类	病由	解决办法	文献出处	说明
疾病	被其他萨满的舍文选中，要求接纳所有舍文。	举行奥米那仁仪式接受舍文	文献[8]112	华萨满在其师傅去世后患病，其师傅托梦让其接纳自己的全部舍文。由此，华萨满举行奥米那仁仪式接受了其师傅的全部舍文
	萨满跳神治病后没有酬谢舍文	祭奠舍文	文献[8]23	宏萨满为其亲家的孙子跳神治病后由于没有祭奠舍文而病倒
	触动萨满的神灵	举行奥米那仁仪式	文献[8]198	白雅勒萨满举行奥米那仁仪式后不久，作为师傅萨满的塔武铁萨满病倒，按萨满教的解释为，他的舍文被触动，需要举行奥米那仁仪式。其后，俊倩萨满也因为同一原因举行了奥米那仁仪式（参见“突然昏厥”部分说明）
	亡灵的报复	将亡灵接受为舍文	文献 [8]25-26	一位被萨满所抛弃的女性因难产而临近死亡时发誓称，要与自己未出世的孩子一起成为舍文，让负心的萨满供奉。女子死后，负心的萨满患病，只好将自己所抛弃的女人连同孩子接受为舍文加以供奉
突然昏厥	触动萨满的神灵	举行奥米那仁仪式	文献[8]196	达斡尔族奥陶喜于白雅勒萨满家举行奥米那仁仪式时，领过萨满舍文而没有做过神事活动的白雅勒萨满突然昏厥，当萨满师傅告知神灵白雅勒萨满家将择日举行奥米那仁仪式后，才好转
浑身酸痛	未举行神事活动		文献[8]4	恰艳萨满因家贫无力举行神事活动，而无缘无故地疼痛不止

疾病种类	病由	解决办法	文献出处	说明
体弱多病	萨满烧掉萨满用具，停止神事活动		文献[8]121	散佐勒萨满因体弱多病而成为萨满。新中国成立后由于禁止一切迷信活动，散佐勒萨满烧掉神像等全部用具后，再次患病
生产时胎死腹中	触犯萨满舍文		文献[8]76-78	氏族成员因反对被神灵选中的何秀芝表姐成为萨满而使整个氏族蒙受灾病
突然病故				
失明				
重病	触犯萨满的舍文	请萨满跳神治病	文献[8]23-24	宏萨满的亲家请宏萨满为其孙子跳神治病后，由于用处于哺乳期的牛犊祭奠舍文，而使业已痊愈的孩子再次病重
半身不遂	舍文惩罚		文献[8]115	华萨满因常给人用小动物治大病而受到自己舍文的惩罚患病

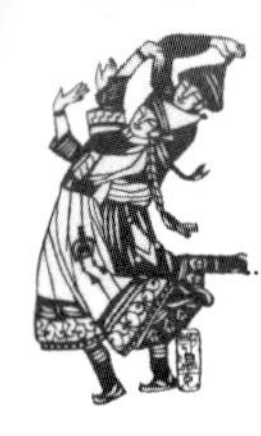

表 5-4：对于疾病的认识

疾病名称	病由	解决办法	文献出处	说明
疾病	老鼠神灵作祟	供祭老鼠神灵	[8]2	那塔萨满的妻子患病，那塔萨满占卜后得知是老鼠神灵作祟，但因认为祖祖辈辈供奉老鼠神灵是耻辱，故供奉了其他神灵保佑妻子，致使妻子病故。后其女患病，经占卜仍为老鼠神灵作祟，无奈供奉了老鼠神灵。
	触怒亡灵		[8]44	富叶勒因未善待胖亚勒的女儿而触怒了胖亚勒的亡灵，致使后者的灵魂附在其身上使其患病直至死亡
	亡灵纠缠	将冤魂打入九层地狱令其不再纠缠亲人	[8]104	传说称，尼桑可以将纠缠亲人令亲人患病的冤魂打入九层地狱，令其不再纠缠亲人
		请萨满作中介人，供牲畜、立神位或驱逐	[8]223-224	亡灵因留念亲人而缠在亲人身上可生者患病
	亡灵报复	请萨满作中介人，供牲畜、立神位或驱逐。	[8]223	冤死的亡灵会报复害死他的人，令后者生病或发狂
	成神的精灵向人间索要贡品	规劝神灵	[8]104	传说称，当成神的精灵为索要贡品而令人生病时，尼桑可以规劝其行善人间
	不敬重山神“白那查”		[8]135	如不敬重山神“白那查”，则会灾病
	触犯狐仙		[8]150	故事称，有人曾猎取过很多狐狸，一次猎取狐狸未果后马匹大量死亡，兄弟中也有人病死

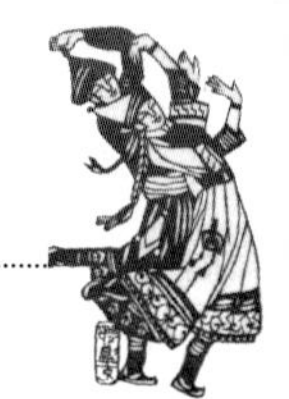

疾病名称	病由	解决办法	文献出处	说明
疾病		供奉狐仙	[8]150-151	故事称，因拆掉仓库中的狐狸窝，而使家人患病
	树神报复	立为树神加以供奉	[8]156-157	一家用于栅栏的两棵榆树死而复活并长得根深叶茂。山火袭来，烧掉了用干枯枝杈做的栅栏，进而将两棵榆树烧死。山火发生后，家人接连患病，请萨满占卜的结果为已成仙的榆树报复，故立为树仙进行供奉
	不敬部落神树	供奉部落神树	[8]157	莫力达瓦达斡尔族自治旗巴彦鄂温克民族乡萨玛基尔村有一部落神树，女子外嫁需供奉神树，否则疾病缠身
	“艾伊勒欠”神造访所致	举行仪式祭祀“艾伊勒欠”神	[8]163-164	传说称，“艾伊勒欠”神（“串门儿神”）是氏族间争斗（因分配猎物不公而起）中逝去者的冤魂所成。后来，祖先神赋于其权利可以到任意氏族的人家享用贡品。因此，该神造访的人家会有人患病
		祭祀敖包求雨过程中互相泼水	[8]212	祭祀敖包求雨过程中互相泼水，可以祛病除邪
	故去的老人惦念子女所致	将故去老人的口眼闭合	文献[2]166-167 文献[4]130 [8]279	鄂温克人有让死者闭眼合嘴的丧葬习俗。认为，这样可以使死者安于归天。不安于归天的老人会惦念子女，从而给子女带来病灾
	亡者所穿衣服不整洁		[8]280	鄂温克人有给死者穿新衣服或至少是干净的衣服下葬的丧葬习俗。认为，如果亡者所穿衣服不干净，其阴魂会回到家中使家人患病或催要新衣服

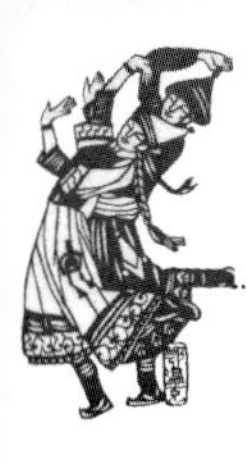

疾病名称	病由	解决办法	文献出处	说明
疾病	雕刻出“阿嫩”（神偶）手、脚和面部五官		[8]290	鄂温克人有不雕刻出“阿嫩”（神偶）手、脚和面部五官的习俗。认为如果雕出神偶手脚则神灵会常来人间抓人惹病
头痛	触怒亡灵	祭奠亡灵	[8]7-8	恰艳萨满去世，其丈夫因未进行祭祀而头痛不止，由何秀芝拔火罐也毫无效果。后何秀芝的母亲让何秀芝给亡灵烧金银元宝后痊愈
昏迷不醒	亡灵思念	祭奠亡灵	[8]8	何秀芝给恰艳萨满亡灵烧金银元宝后昏迷不醒，俊倩萨满占卜后认为是恰艳萨满亡灵过于惦念何秀芝所致。家人祭奠恰艳萨满后，何秀芝痊愈
幼儿夭折	萨满家族人丁不旺、亲戚中有人命硬克死幼儿	1. 将新生儿用筛子罩住，让克它的人从筛眼看他 2. 将幼儿“过继”给他人	[8]12	何秀芝的兄姐早夭，家人认为是何秀芝的大姐命硬克死其他兄弟姐妹，故在何秀芝刚出生时，家人用筛子将其罩住，让何秀芝的大姐从筛眼看她。家人又怕她早夭，按鄂温克民间传统将其放入桦树皮簸萁里送到事先约定好的有儿女的人家，再把她抱回（即“过继”），从而形成亲生子女与父母之间的抱养关系，以达到借他人的福分养活子女的目的
心脏病	抄走萨满的“阿日肯陶鲁”		[8]31	一女红卫兵于“文革”期间带人抄走卜成福萨满的“阿日肯陶鲁”（萨满服背上的最大一个铜镜，在鄂温克萨满教观念中这一铜镜代表萨满的心脏，具有保护萨满五脏的作用），后死于心脏病
瘟疫	萨满乱编神灵的旨意		[8]42	萨满在神灵未附体的情况下，假装附体乱编神灵的旨意则会为氏族招来瘟疫

疾病名称	病由	解决办法	文献出处	说明
遗精	触犯狐仙		[8]151-152	1. 有人因往狐狸窝中塞石头、大便而患遗精。2. 有人因捣毁狐狸窝、养狐狸仔致死而患有神经上的毛病、头痛、头脑不清醒
头痛、神经上的毛病				
头痛	野猪神报复	供奉野猪神	[8]154-155	有人因猎取成精的野猪而遭到报复，头痛不止，后因供奉该野猪神而痊愈
断腿	触犯树神		[8]156	有人因用神树枝杈做车辕而车翻腿断
不孕不育		请萨满供祭“奥咩宝日罕”（生育神）	[8]172-174	文献称，结婚多年没有生育的夫妇，会请有名气的萨满供祭“奥咩宝日罕”（生育神），以达到求子的目的
婴儿重病	婴儿的灵魂离开其身体	将婴儿的灵魂叫回来或要回来	[8]174-175	鄂温克人认为，小孩患重病是因为其灵魂（奥咩）离开了身体，其死亡则是因为婴儿的灵魂回到了“奥咩宝日罕”处。在到达“奥咩宝日罕”处之前，婴儿的妈妈、奶奶可以将婴儿的灵魂叫回来，萨满可把婴儿的灵魂要回来
小儿惊吓	婴儿的灵魂暂时离开其身体	将婴儿的灵魂叫回来	[8]175、205-207	鄂温克人认为，小儿惊吓是婴儿的灵魂暂时离开其身体，将婴儿的灵魂叫回来即可痊愈。其叫魂的方法有多种。
惊吓并发发烧、说梦话和于梦中惊醒	无名鬼趁孩子受惊，侵入其体内	举行叫魂仪式将孩子的灵魂叫回来。	[8]206	具体方法包括如下步骤：1. 确定方向。将剪好的黄道纸扣在倒立于碟子（碟中盛有水）上的铜酒壶上点燃。铜酒壶中的空气因受热而膨胀使碟子中的水冒出气泡。记住冒出气泡的位置。2. 用金、银箔纸叠出元宝和纸人，串成一串案气泡所指方向到村外烧化

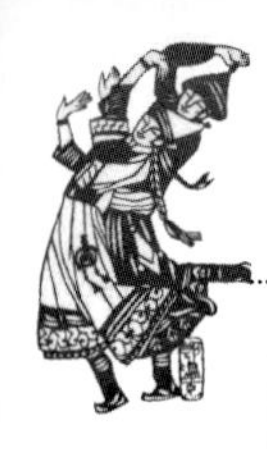

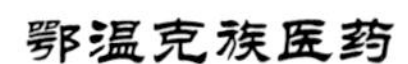

疾病名称	病由	解决办法	文献出处	说明
幼儿早夭		请萨满举行奥咩拉仁仪式	[8] 175-177	有孩子夭折的人家再有小孩时，为使其健康成长，一般要请萨满举行奥咩拉仁仪式。奥咩拉仁仪式一般安排在奥米那仁仪式中。幼儿父母须领着幼儿带供品参加。仪式后，萨满会留给幼儿铜镜、铜铃等信物（“陶鲁”）以保佑幼儿。幼儿长大后须举行归还“陶鲁”仪式
传染性疾病	阴性鬼灵趁由于年程关系流行各种疾病之机作祟，使各家各户的人病倒	举行“洒孙额英嫩”（送瘟神）仪式	[8] 199-204	“洒孙额英嫩”仪式一般由不太出色的萨满和那咩伦承担，具体步骤包括设香案、唱神歌、供祭品、品尝祭品和将剪出的七色纸扔掉
脊椎粉碎性骨折	触犯敖包神		[8] 209-210	明龙花儿老人因路过敖包时在车上祭拜而于后来从车上摔下，导致脊椎粉碎性骨折
发狂	亡灵报复	请萨满作中介人，供牲畜、立神位或驱逐	[8] 223-2224	冤死的亡灵会报复害死他的人，令后者生病或发狂
	猎杀异色狐狸和黄鼠狼			鄂温克人认为异色狐狸和黄鼠狼等是有灵性的动物，如果猎杀则会使人患疯病或家人遭到报复

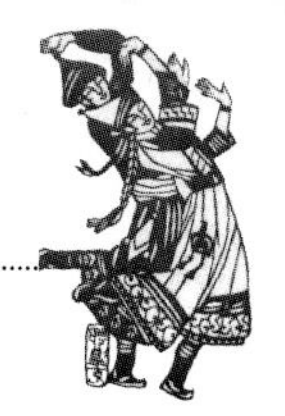

表一至五参考文献

1. 内蒙古自治区编辑组. 鄂温克社会历史调查[M]. 呼和浩特：内蒙古人民出版社，1986.

2. 吕大吉，何耀华. 中国各民族原始宗教资料集成：鄂伦春族卷·鄂温克族卷·赫哲族卷·达斡尔族卷·锡伯族卷·蒙古族卷·藏族卷[M]. 北京：中国社会科学出版社，1999.

3. 王仕媛、马名超、白彬. 鄂温克民间故事选[M]. 上海：上海文艺出版社，1982.

4. 乌日尔图. 鄂温克风情（宗教篇）[M]. 海拉尔：内蒙古文化出版社，1993.

5. 孟和. 使鹿部鄂温克人的宗教信仰[J]. 鄂温克研究，2008(2).

6. 乌云其其格. 我所知道的鄂温克萨满（蒙古文）[M]. 海拉尔：内蒙古文化出版社，2008.

7. 丁志伟. 中国国情丛书——百县市经济社会调查·鄂温克卷[M]. 北京：中国大百科全书出版社，1993.

8. 何秀芝，杜拉尔·梅. 我的先人是萨满[M]. 北京：民族出版社，2009.

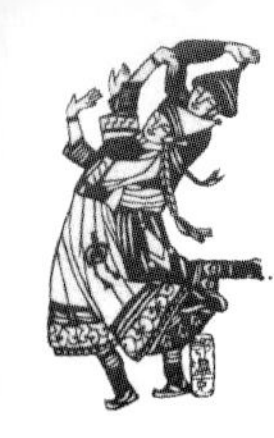

附录一：关于民族医药抢救性发掘整理的方法和手段的几点思考[1]

我国对人口较少民族民族医药的发掘整理尚处于起步阶段，因此，对其方法与手段的总结具有重要的理论与现实意义。现依据课题组的具体实践，对民族医药抢救性发掘整理的原则、方法和手段进行概括和总结。

一、原则

民族医药抢救性发掘整理工作应遵循如下原则。

1.尊重被调查民族的文化。只有尊重被调查民族的文化，才能与被调查者形成融洽的相互交往关系，使抢救性发掘整理工作顺利进行。也只有尊重被调查民族的文化，才可能对所获得的信息材料做出正确的分析、判断，获得优质的调查资料。

2.使被调查民族从中受益，与被调查民族共同发展。在进行民族医药抢救性发掘整理工作时，不应为抢救而抢救，而应与被调查民族形成互惠互利的关系，使被调查民族从中受益，并与被调查民族共同分享调查结果，使调查者和被调查民族能够在课题调查中共同发展。

3.真实可靠与效率并重。获得真实的调查资料是民族医药抢救性发掘整理工作所追求的重要目标，也是对调查结果进行考核的重要指标。调查者应对此有着深刻的认识，在调查工作的各个环节对其给予充分的重视，并采取各种有效手段来保证调查资料的真实可靠。在保证调查资料真实可靠的同时，还应对工作效率给予充分的重视。由于民族医药抢救性发掘整课题具有时间限制，而对于田野调查资料的整理和分析也需要耗费大量时间，因此，调查者应采取各种有效手段提高工作效率，以确保课题按时完成。

4.短期效益和长远效益并重。课题研究是一个短期行为。但课题主持者却不应仅仅考虑到课题的顺利进行这一短期效益，而是应在考

1　本“附录一”内容曾发表于《中国民族医药杂志》，在编辑过程中有所修改。

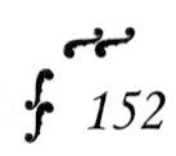

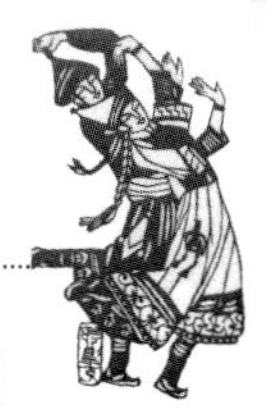

虑到课题顺利进行的同时，从被调查民族的利益出发，充分考虑所调查民族医药的人才培养、传承与发展、乃至所调查民族经济、社会、文化各方面的长远发展。

二、手段与方法

在遵循上述原则的基础上，民族医药抢救性发掘整理工作在手段和方法的采取方面应注意如下几个方面。

1.在发掘整理过程中应与被调查民族聚居区民族事务委员会和被调查民族少数民族研究会取得广泛的联系与合作。被调查民族聚居区民族事务委员会和被调查民族少数民族研究会熟悉、理解本民族事务，长期从事本民族经济、社会、文化等方面的管理或研究工作，搜集整理了大量本民族文献、文物资料。与被调查民族聚居区民族事务委员会和被调查民族少数民族研究会取得广泛的联系与合作，可使研究者迅速认识和了解被调查民族的经济、社会、文化状况，迅速掌握相关文献资料，有利于民族医药抢救性发掘整理工作的顺利进行。

2.在研究队伍组建方面，应尽可能地以被调查民族本民族文化工作者和对于本土文化具有深刻了解的土生土长的研究者为主体。本民族文化工作者和对本土文化具有深刻了解的研究者对被调查民族的文化具有深刻的认识和体认，了解被调查民族的民俗和风土人情，在调查中可与被调查者进行有效的沟通与交流，进而可使民族医药抢救性发掘整理工作顺利进行。此外，将被调查民族文化工作者纳入研究队伍，还可以在发掘整理工作中锻炼和培养其本民族科研工作队伍，进而促进被调查民族包括民族医药在内的诸多文化领域的抢救性发掘整理工作。

3.建立相关组织机构，使所调查民族医药的抢救性发掘整理工作建制化、长效化。可与当地卫生主管部门或少数民族研究会等相关机构协商，通过在相关医疗机构设立民族医药研究室（所），或在少数民族研究会设立民族医药研究分会的形式，设立所调查民族医药发掘

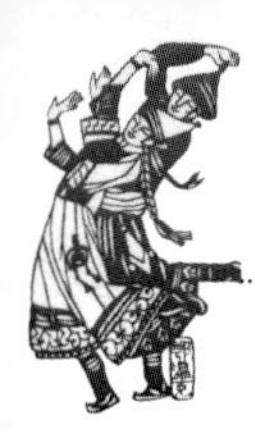

整理机构。相关组织机构的设立不仅有利于课题研究的顺利进行，还可为课题结题后所研究民族医药的发掘整理研究，乃至实际应用提供制度保障，从而为所调查民族医药的传承与发展创造良好的条件。

4. 民族医药抢救性发掘整理工作者融入被调查民族的文化传统，如按照被调查民族的风俗习惯进行问候等，可以消除调查者和被调者之间的隔阂，有助于在调查者和被调查者之间形成有效的交流与沟通，进而有助于民族医药抢救性发掘整理工作的顺利进行。

5. 在对无本民族文字的民族进行田野调查时，如被访者所用语言与采访者进行记录、整理时所用文字属同一语言文字，则可尽量使用先进的科学技术手段——如录音笔、摄像等进行采访记录，以提高工作效率。如果被访者所用语言为其本民族语言，则可以采用文字记录和翻译为主，录音、摄像记录为辅的方式对采访内容进行记录。采用这种方式的原因在于：受访者叙述所用语言与采访者搜集整理所用文字属于不同语言系统，其中存在语言翻译过程，为确保翻译的准确性，在采访过程中需反复核实被访者所述内容。在这种情况下，对采访内容直接进行文字记录和翻译，会较录音记录更能保证内容的真实可靠，且可以极大地提高工作效率。

6. 为确保调查所获资料的全面、可靠，进行调查前，应在广泛查阅相关资料的基础上设计采访提纲，在采访中按照提纲进行采访。而在对调查资料进行整理的过程中，也应进行反复的核实和拓展调查。对此，在已有良好的人际关系的基础上进行电话采访，可以极大地提高工作效率。

7. 对于民族医药抢救性发掘整理工作成果，应在保证质量的前提下，以论文和专利等形式尽快予以发表，并应与被调查民族文化工作者和相关部门进行进一步协商与合作，以使工作成果尽快发挥其社会、经济效益——如用于申报非物质文化遗产等，进而推进被调查民族经济、社会、文化的发展。

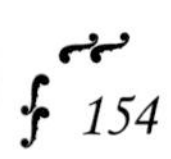

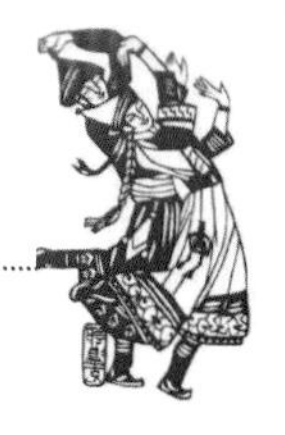

附录二：鄂温克民族医药传承人简介

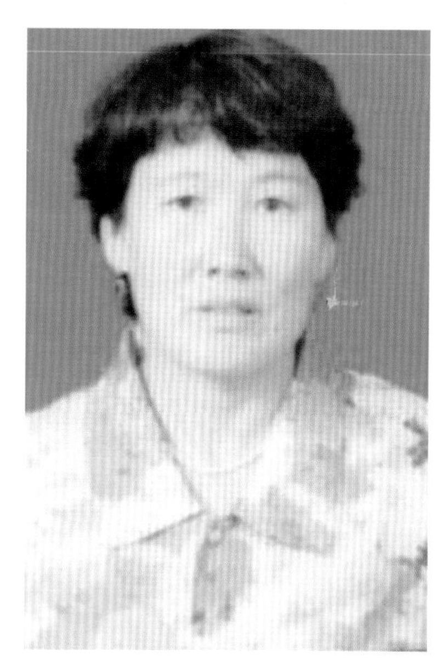

乌云花：女，鄂温克族，涂格登氏，当地著名“道穆其”（传统疗术师）、“巴日雅其”（整骨师）。1949 年 10 月 1 日生于内蒙古自治区呼伦贝尔市鄂温克族自治旗巴彦查岗苏木。曾在鄂温克族自治旗人民医院担任护士工作。1997 年退休。自 1986 年以来，一直从事鄂温克民族医药医疗活动，年均治愈患者约400 人。擅长用“绳量震颤”法治疗脑震荡、用针刺放血疗法治疗胃肠感冒和“茂尼遥常哈”、用热敷法和推拿治疗骨质增生，以及治疗跌打损伤和整骨复位等。

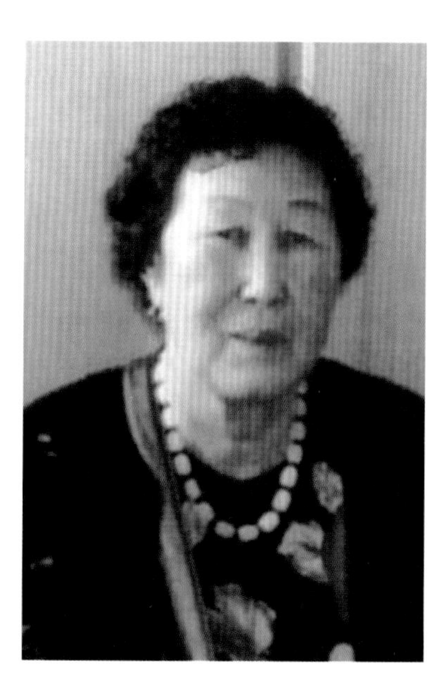

乌云其其格：女，鄂温克族，杜拉尔氏，1946 年生于内蒙古自治区呼伦贝尔市鄂温克族自治旗伊敏苏木红花尔基嘎查。鄂温克族自治旗鄂温克研究会常务委员。鄂温克族自治旗伊敏中心校退休教师。深深热爱鄂温克语言和传统文化，曾获得2000 年呼伦贝尔盟鄂温克语大赛二等奖。长期利用业余时间深入民间对鄂温克民间传说、谜语、谚语、萨满教和包括鄂温克民族医药文化在内的文化风俗等进行了广泛的调查，曾出版《我所知道的鄂温克萨满》一书。

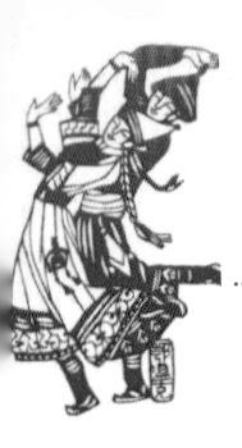

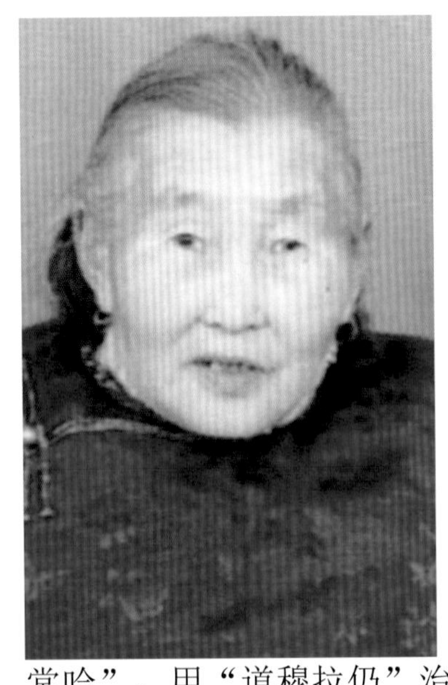

阿拉腾德力格尔：女，鄂温克族，杜拉尔氏雅鲁哈瓦那莫昆，1934年生于内蒙古自治区呼伦贝尔市鄂温克族自治旗辉苏木哈呼木嘎查，现居于鄂温克族自治旗巴彦托海镇。15岁时因患病许愿成为萨满，“文革”开始后停止宗教活动。“文革”后虽未恢复宗教活动，但自成为萨满以来一直从事鄂温克民族医药活动，是当地远近闻名的“道穆其”，年均治愈患者达上百人。擅长用“绳量震颤”法治疗脑震荡，用针刺放血疗法治疗“茂尼遥常哈”，用“道穆拉仍”治疗小儿惊吓，用亚洲百里香进行祛污（包含心理疗术和药物治疗），以及治疗皮肤癣等。使用的传统疗术还包括：用水煎后的麻叶荨麻热敷患处治疗“巴木”病，使用白酒浸泡过的驼绒外敷患处治疗跌打损伤，使用盐水煮后过的砖茶热敷患处治疗跌打损伤，使用白酒浸泡后的布匹缠绕患儿腹部以退热等等。

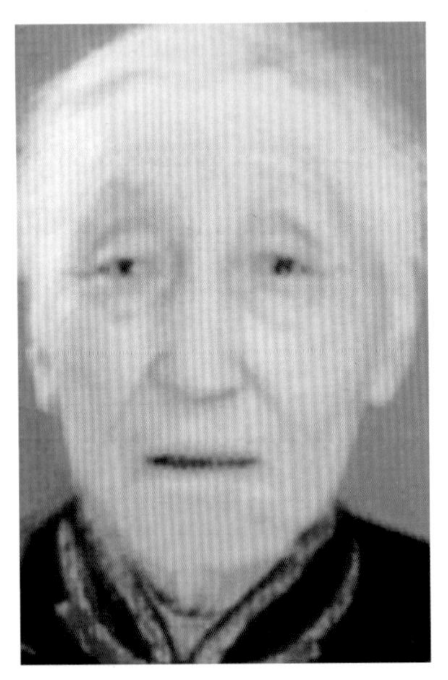

唐花：女，鄂温克族，涂格登蒙高达图氏，1938年生于内蒙古自治区呼伦贝尔市鄂温克族自治旗辉苏木乌兰宝力格嘎查。鄂温克牧民，以畜牧业为生。现居住于鄂温克族自治旗巴彦托海镇。是为数众多的鄂温克民族医药文化的传承者之一。曾以白开水沏白屈菜当茶饮的鄂温克传统方法治愈其本人所患胃痛、消化不良。

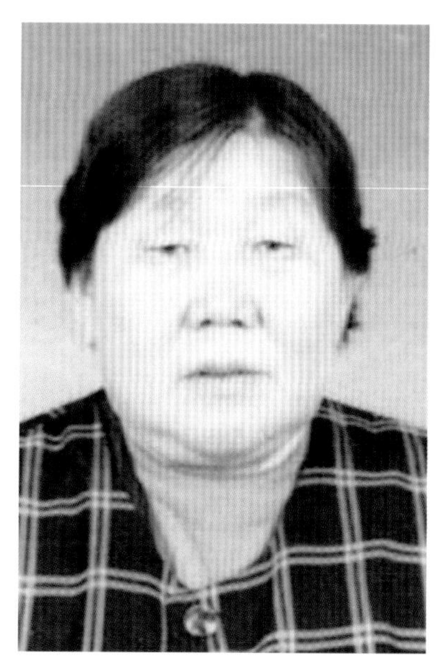

乌龙花：女，鄂温克族，额度格格英氏，1934年生于内蒙古自治区呼伦贝尔市鄂温克族自治旗伊敏苏木红花尔基嘎查。鄂温克牧民，以畜牧业为生。自1963年以来一直从事鄂温克民族医药医疗活动，是当地有名的“道穆其”。擅长治疗皮肤癣和咳嗽。治疗皮肤癣的具体方法为：将旧铜钱用烛火烤热后放在患处进行道穆法术治疗。治疗咳嗽的具体方法为：将亚洲百里香和牛奶放入水中煮开后滴入少许黄油，将此让患者饮用。

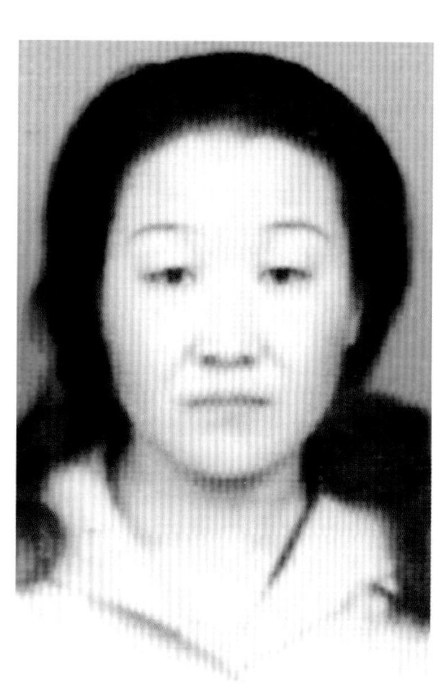

格根哈斯：女，鄂温克族，布勒吉纳尔氏，1968年6月1日生于内蒙古自治区呼伦贝尔市鄂温克族自治旗伊敏苏木苇子坑嘎查。现为该嘎查牧民，长期从事鄂温克民族医药医疗活动，是当地有名的“道穆其”。擅长药物熏疗、“圣水”疗法和心理疗法。曾用“圣水”疗法（由于用煮过亚洲百里香的水可以治疗多种疾病，其功效与被当地人视之为“圣水”的泉水功效相同，故鄂温克民族医药文化中将这种疗法称之为“圣水”疗法）治愈患者脸部和手部所起久治不愈的红色丘疹。

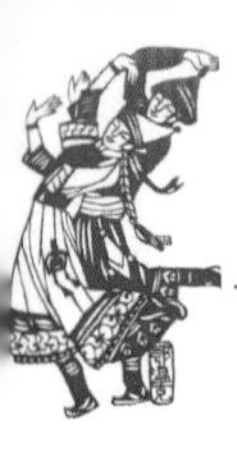

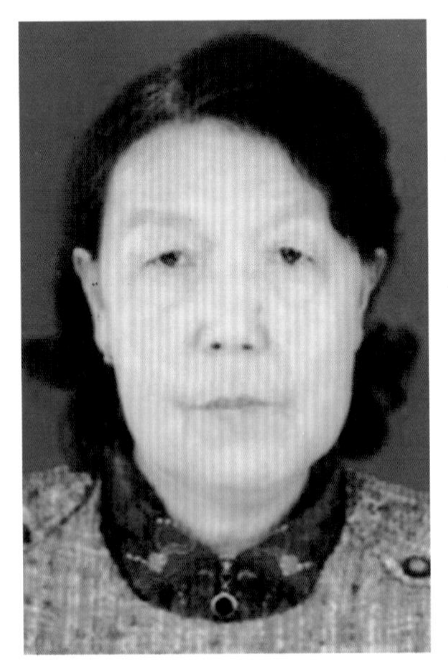

乌云德勒格尔：女，鄂温克族，杜拉尔雅鲁哈瓦那氏。1947年7月15日生于内蒙古自治区呼伦贝尔市鄂温克族自治旗伊敏苏木苇子坑嘎查。鄂温克族自治旗鄂温克中学退休校医，“道穆其”，擅长热敷法。曾用浸泡童子尿的布匹外敷背部和胸部退却其本人持续不退的40℃高热，也曾用将煮过的小米中放入少量黄油后放入布袋中热敷患者腹部的方法治愈妊娠期腹部疼痛。

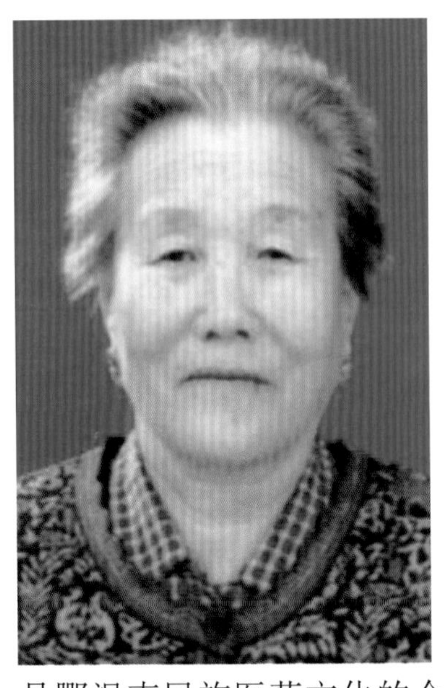

敖登格日乐：女，鄂温克族，现年73岁。1962年毕业于内蒙古医学院后在鄂温克自治旗辉苏木卫生院工作。1965年调入鄂温克族自治旗人民医院工作。1976年调入鄂温克旗巴彦托海镇医院工作，任该医院院长。1981年在鄂温克族自治旗卫生局工作，任副局长，1984年晋升为局长。1994年退休。敖登格日乐老人为鄂温克族聚居区各族群众的医疗保健事业贡献了自己宝贵的青春年华，为鄂温克旗医药事业的发展做出了自己的贡献。同时，她也是鄂温克民族医药文化的众多传承者之一。在课题组的发掘整理过程中，为课题组提供了包括鄂温克传统疗术在内的诸多相关信息。

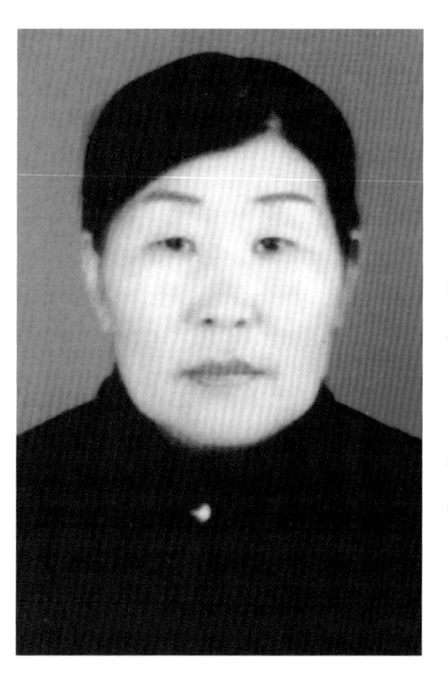

娜仁花：女，鄂温克族，耶翁哈瓦那氏，1960 年 2 月生于内蒙古自治区呼伦贝尔市鄂温克族自治旗伊敏苏木红花尔基嘎查。伊敏苏木吉登嘎查牧民，“道穆其”。娜仁花女士对鄂温克民族医药各类药材的功能与主治、用法与用量等，具有丰富的知识，擅长用各类药材治疗腿脚抽筋、腿脚疼痛、习惯性流产、腹泻、烫伤等疾病，是鄂温克民间民族医药的传承者和实践者。

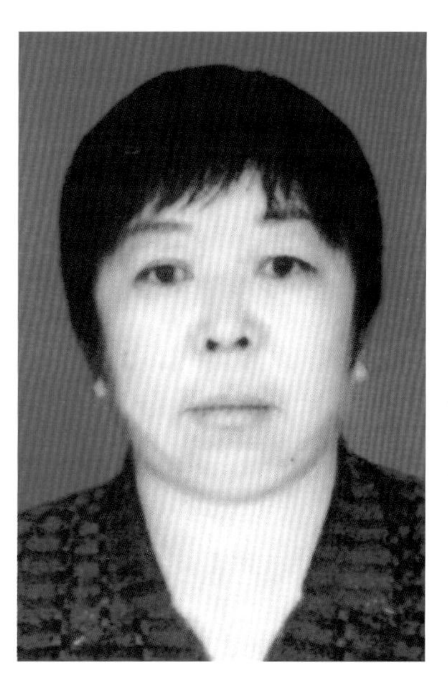

萨仁其其格：女，鄂温克族，耶翁哈瓦那氏，1960 年1 月生于内蒙古自治区呼伦贝尔市鄂温克族自治旗伊敏苏木红花尔基嘎查。伊敏苏木吉登嘎查猎民，“道穆其”。在鄂温克民族医药方面具有丰富的知识，擅长用道穆疗术治疗“蛇癣”等疾病。萨仁其其女士是鄂温克民族医药传承者和实践者，曾为课题组提供了诸多鄂温克民族医药方面的信息。

注：以上排名不分先后。

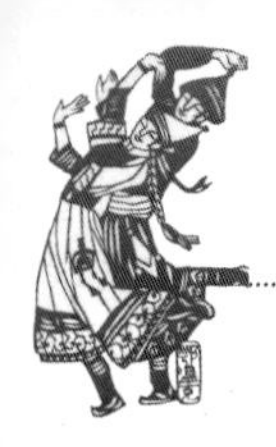

附录三：鄂温克民族医药座谈会参加者名单

时间：2009年8月17日，星期一，14时30分－18时30分
地点：鄂温克族自治旗鄂温克研究会

序号	姓名	年龄	单位或居住地点	从事工作
1	哈森其其格	60	鄂温克族自治旗鄂温克研究会　鄂温克族研究	
2	哈斯托雅	54	辉苏木卫生院	退休医生
3	吴荣珍	52	辉苏木政府	退休职工
4	白桂琴	52	鄂温克族自治旗鄂温克研究会	鄂温克族研究
5	柳华	42	内蒙古鄂温克研究会办公室	编辑
6	杜和平	48	鄂温克旗鄂温克研究会	
7	萨仁其其格	49	伊敏苏木吉登嘎查	
8	敖登格日勒	71	鄂温克旗卫生局	退休干部
9	敖云花儿	60	鄂温克旗医院	退休职工
10	巴达玛其其格		鄂温克旗保健站	退休医生
11	乌云其其格		辉苏木北辉卫生院	
12	乌云其其格	63	伊敏苏木中心校	
13	娜仁其其格	57	鄂温克旗医院	退休医生
14	孟和吉日嘎啦		鄂温克旗医院	医生

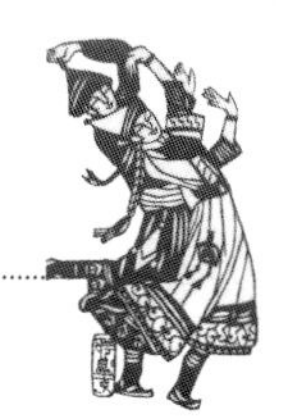

附录四：调查表

一、鄂温克族医药发展沿革调查问卷

<table>
<tr><th colspan="8">调查对象基本信息</th></tr>
<tr><td>姓 名</td><td></td><td>性别</td><td></td><td>年龄</td><td></td><td>民 族</td><td></td></tr>
<tr><td>居住地</td><td colspan="2"></td><td>宗教信仰</td><td colspan="2"></td><td>文化程度</td><td></td></tr>
<tr><td>身份证号</td><td colspan="3"></td><td>从事职业</td><td colspan="3"></td></tr>
<tr><td colspan="8">1. 鄂温克族医药起源于什么时间？
2. 鄂温克族医药是如何传承发展的？
3. 鄂温克族医药历史上有无著名的医药学家？
4. 鄂温克族医药有无文字书籍传承下来？有无医学经验手抄本？
5. 鄂温克族医药有无医药机构设置？
6. 鄂温克族医药有无非本民族医药机构，开展其他民族医药医药工作？
7. 是否存在散在民间的鄂温克族医药活动？
8. 濒临失传、亟待抢救的鄂温克族医药有哪些？
9. 有无鄂温克族医药学术性团体、医药研究者？
10. 有无鄂温克族医药专业报刊创办发行？
11. 鄂温克族医药常用草药有哪些？
12. 鄂温克族医药在哪些疾病的治疗上有特色优势？</td></tr>
<tr><td>调查地点</td><td colspan="3"></td><td>调查人</td><td colspan="3"></td></tr>
<tr><td>被调查人（签字）：</td><td colspan="2"></td><td>联系电话</td><td colspan="2"></td><td>调查时间</td><td></td></tr>
</table>

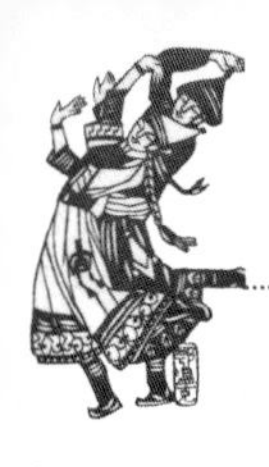

二、鄂温克族医药常用的医技医法调查表格

<table>
<tr><td>项目名称</td><td colspan="2"></td><td>项目持有者或提供者</td><td></td></tr>
<tr><td>主要适用症</td><td colspan="4"></td></tr>
<tr><td>应用情况</td><td colspan="4">（应包括应用地区、应用年限目、应用人数、应用效果）</td></tr>
<tr><td colspan="2">项目主要内容、操作方法和特点</td><td colspan="3"></td></tr>
<tr><td colspan="2">项目应用注意事项、禁忌及不良反应或副作用</td><td colspan="3"></td></tr>
<tr><td colspan="2">典型病例</td><td colspan="3"></td></tr>
<tr><td colspan="2">项目的产生与传承情况</td><td colspan="3"></td></tr>
<tr><td colspan="2">项目持有者或提供者简介及联系方式</td><td colspan="3"></td></tr>
<tr><td colspan="5">登记人签字（或盖章）：
调查地点：　　省（区、市）　　市　　县（区）　　乡（街道）　　村</td></tr>
<tr><td colspan="5">相关医疗单位签字（盖章）：</td></tr>
<tr><td colspan="5">登记时间　　　年　　月　　日</td></tr>
</table>

说明：1. 典型病例要求说明患者姓名、性别、年龄、联系方式、治疗前症状、治疗方法和用药情况、治疗后效果等。2. 可以提供图片说明。3. 可以按照表中内容提供文字文本。

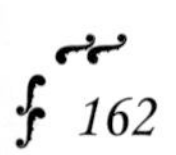

三、鄂温克族医药对于疾病的防治与养生保健的认识调查问卷

调查对象基本信息							
姓 名		性别		年龄		民 族	
居住地			宗教信仰			文化程度	
身份证号				从事职业			

1. 鄂温克族对于疾病的认识如何？有无特有病名？有何经验？
2. 鄂温克族对于养生保健有无特殊方法、方式？
3. 鄂温克族苏木、嘎查（乡、村）过去和现在流行什么疾病？
4. 鄂温克族苏木、嘎查（乡、村）常见小病都有哪些？
5. 鄂温克族村民有病找土法治病的村医吗？
6. 鄂温克族有巫医吗？常用什么方法治病？
7. 鄂温克族苏木、嘎查（乡、村）里流行什么土方、偏方？
8. 鄂温克族苏木、嘎查（乡、村）里常用当地哪些土产的草药？
9. 鄂温克族村民有专门在山野采草药的吗？
10. 鄂温克族村民有病找西医还是找蒙医或中医？
11. 鄂温克族苏木、嘎查（乡、村）有无医疗设施？就医方式如何？医疗方式如何？
12. 鄂温克族有何节日医俗、卫生习俗？

调查地点			调查人	
被调查人（签字）：		联系电话		调查时间	

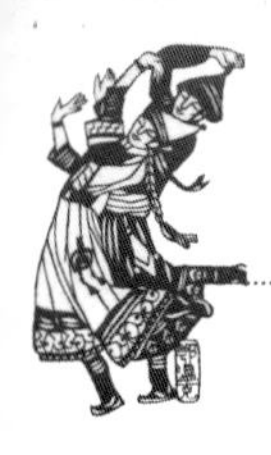

四、鄂温克族常用的药材调查表

<table>
<tr><td>药材名称</td><td></td><td>基源和药用部位</td><td></td></tr>
<tr><td>采收季节、加工、炮制</td><td></td><td>分布区域</td><td></td></tr>
<tr><td>功效</td><td></td><td>适应证</td><td></td></tr>
<tr><td>用法用量</td><td></td><td>注意事项及禁忌</td><td></td></tr>
<tr><td>使用情况</td><td></td><td>资源情况</td><td></td></tr>
<tr><td>常用配方及功能与适应证</td><td colspan="3"></td></tr>
<tr><td>典型病例</td><td colspan="3"></td></tr>
<tr><td colspan="4">登记人签字（或盖章）：
登记人通讯地址和联系电话：
相关医疗单位签字（盖章）：
登记时间　　　年　月　日</td></tr>
</table>

说 明 ：1. 典型病例要求说明患者姓名、性别、年龄、联系方式、治疗前症状、治疗方法和用药情况、治疗后效果等。2. 可以提供图片说明。3. 可以按照表中内容提供文字文本。

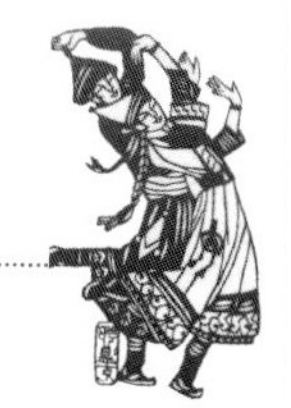

五、鄂温克族医药单方、验方、秘方调查表格

处方名称			
处方组成			
制法			
主要功效			
适应证			
用法用量			
注意事项、禁忌、不良反应			
应用时间		应用地区	
治疗病例数		有效率	
典型病例介绍			
方药持有者或应用者简介及联系方式			
登记人签字（或盖章）： 登记人通讯地址和联系电话： 相关医疗单位签字（盖章）：			
登记时间	年　　月　　日		

说明：1. 典型病例要求说明患者姓名、性别、年龄、联系方式、治疗前症状、治疗方法和用药情况、治疗后效果等。2. 可以提供图片说明。3. 可以按照表中内容提供文字文本。

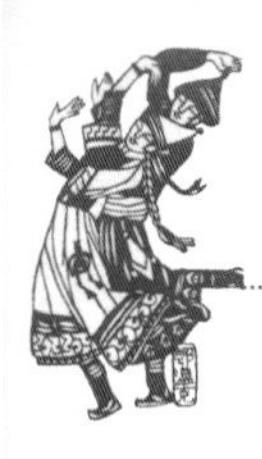

参考文献

1. 内蒙古自治区编辑组. 鄂温克社会历史调查[M]. 呼和浩特：内蒙古人民出版社，1986.

2. 孔繁志. 敖鲁古雅的鄂温克人[M]. 天津：天津古籍出版社，1989.

3. 却扎布，齐波热，敖嫩. 雅库特鄂温克民族药物初步调查报告[J]. 中国民族医药杂志，1996（3）：38.

4. 乌尼尔. 呼伦贝尔鄂温克民族植物学的研究[D]. 呼和浩特：内蒙古师范大学，2005.

5. 王士媛，马名超，白杉. 鄂温克族民间故事选[M]. 上海：上海艺文出版社，1982.

6. 何秀芝. 鄂温克民间医药偏方[J]. 鄂温克研究，1997（1，2）：50-56.

7. 吕大吉，何耀华. 中国各民族原始宗教资料集成：鄂伦春族卷•鄂温克族卷•赫哲族卷•达斡尔族卷•锡伯族卷•蒙古族卷•藏族卷[G]. 北京：中国社会科学出版社，1999.

8. 汪立珍. 论萨满教与鄂温克族神话的关系[J]. 中央民族大学学报(哲学社会科学版)，2005（1）：137-141.

9. 曾育麟. 展望动物药世纪[J]. 中国民间医药杂志，1997（25）：6.

10. 毅松. 解决人口较少民族发展中的突出问题[C]. //内蒙古党委宣传部. 理论硕果展辉煌[C]. 呼和浩特：内蒙古大学出版社，2008：436-439.

11. 刘彦臣，刘贵富. 抢救满族医药文化遗产的意义[J]. 满族研究，2005（1）：73-78.

12. 《鄂温克族简史》编写组. 鄂温克族简史[M]. 呼和浩特：内蒙古人民出版社，1983.

13. 清高宗实录. //巴德玛，等. 鄂温克族历史资料集（第1辑）

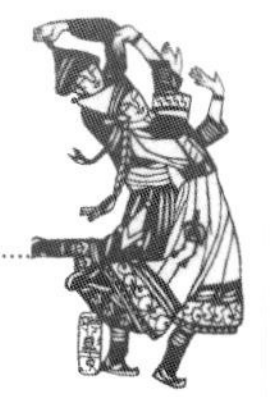

[G].海拉尔：内蒙古文化出版社，1993.

14.黑水先民传.//巴德玛，等.鄂温克族历史资料集（第1辑）[G].海拉尔：内蒙古文化出版社，1993.

15.朱克文，等.中国军事医学史[M].北京：人民军医出版社，1996.

16.龙城旧闻（卷2）.//都古尔巴图，等.鄂温克族历史资料集（第2辑）[G].鄂温克族自治旗民委古籍办、呼伦贝尔盟民族事务委员会古籍办内部资料，1996.

17.中东铁路经济调查局编.呼伦贝尔［G］.//都古尔巴图，等.鄂温克族历史资料集（第2辑）[G].鄂温克族自治旗民委古籍办、呼伦贝尔盟民族事务委员会古籍办内部资料，1996.

18.上牧濑三郎.索伦族之社会[G].内蒙古大学中共内蒙古地区党史研究所，内蒙古大学内蒙古近现代史研究所.内蒙古近代史译丛(第2辑)[G].呼和浩特：内蒙古人民出版社，1988.

19.呼伦贝尔志略.//都古尔巴图，等.鄂温克族历史资料集（第2辑）[G].鄂温克族自治旗民委古籍办、呼伦贝尔盟民族事务委员会古籍办内部资料，1996.

20.永田珍馨，著.奥登挂，译.驯鹿鄂伦春族[J].内蒙古自治区鄂温克族研究会.鄂温克族研究文集（第2辑，下）[C].内部资料，1991.

21.佟中明.论锡伯族萨满神歌的心理医疗功能[J].西北民族研究，2004(2)：188-194.

22.策•财吉拉胡.宗教信仰对蒙古医学的影响[J].中华医史杂志，1999（4）：92-95.

23.伊乐泰，娜仁其其格.索伦鄂温克民族医药初步调查报告[J].中国民族医药杂志，(国际民族医药发展鄂尔多斯论坛既国际传统药与创新药学术研讨会论文专辑)：300-301.

24.包羽，等.鄂温克族历史上的医药知识初探[J].中国民族医药杂志，(国际民族医药发展鄂尔多斯论坛既国际传统药与创新药学术研

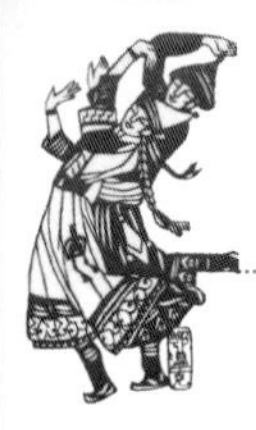

讨会论文专辑)：266-271.

25. 王平鲁. 萨满教与满族早期医学的发展[J]. 满族研究，2002(3)：80-84.

26. 郭淑云. 神秘色彩的北方民族原始医药学——萨满医药与疗术[J]. 西北民族研究，1998(2)：172-179.

27. 杜彬. 民间非物质文化传承人——何秀芝[C]. //全国政协文史和学习委员会暨内蒙古自治区黑龙江省文史资料委员会. 鄂温克百年实录[C]. 北京：中国文史出版社，2008.

28. 李萍. 草原名刹甘珠尔庙[C]. //晓光，等. 甘珠尔庙[C]. 海拉尔：内蒙古文化出版社，2003.

29. 李迪. 蒙古族科学技术简史[M]. 沈阳：辽宁民族出版社，2006.

30. [日]阿部武志. 甘珠尔庙会定期市[C]. //晓光，等. 甘珠尔庙[C]. 海拉尔：内蒙古文化出版社，2003.

31. 《鄂温克族自治旗概况》编写组，《鄂温克族自治旗概况》修订本编写组. 鄂温克族自治旗概况[M]. 北京：民族出版社，2008.

32. 包羽，伊乐泰，刘荣臻. 鄂温克民族医药初探[J]. 中国民族医药杂志，2009，15（4）：6-9.

33. 《朔方备乘》卷45，《考订龙沙纪略》. //都古尔巴图，等. 鄂温克族历史资料集（第二辑）[G]. 鄂温克族自治旗民委古籍办、呼伦贝尔盟民族事务委员会古籍办内部资料，1996.

34. 乌云达赉. 鄂温克人的历代迁徙运动[c]. //内蒙古自治区鄂温克族研究会. 鄂温克族研究文集（第2辑，上）[C]. 内部资料，1991.

35. 黑龙江志稿•武备志. //都古尔巴图，等. 鄂温克族历史资料集（第2辑）[C]. 鄂温克族自治旗民委古籍办、呼伦贝尔盟民族事务委员会古籍办内部资料，1996：155.

36. 赵铣. 索伦记略[J]. 东方杂志，1925，22（16）//都古尔巴图，等. 鄂温克族历史资料集（第2辑）[C]. 鄂温克族自治旗民委古籍办、呼伦贝尔盟民族事务委员会古籍办内部资料，1996：234.

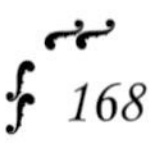

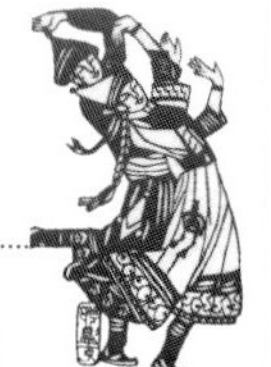

37. 内蒙古少数民族社会历史调查组鄂温克分组. 额尔古纳旗鄂温克人的原始社会形态[J]. 民族团结，1962(5，6)//哈森其其格，等. 鄂温克族历史资料集（第三辑）[C]. 鄂温克旗政协文史资料委员会、呼盟民族事务委员会古籍办、鄂温克族自治旗民委古籍办内部资料.

38. 廖育群. 岐黄医道[M]. 沈阳：辽宁教育出版社，1991. 225-230.

39. 孟和. 使鹿部鄂温克人的宗教信仰[J]. 鄂温克研究，2008(2)：44-56.

40. 乌云其其格. 我所知道的鄂温克萨满（蒙古文）[M]. 海拉尔：内蒙古文化出版社，2008.

41. 何秀芝，杜拉尔•梅. 我的先人是萨满[M]. 北京：民族出版社，2009.

42. 丁伟志. 中国国情丛书——百县市经济社会调查•鄂温克卷[M]. 北京：中国大百科全书出版社，1993.

43. 艾伦•G. 狄博斯. 文艺复兴时期的人与自然[M]. 上海：复旦大学出版社，2000.

44. 国家民委全国少数民族古籍整理研究室组织编写. 中国少数民族古籍总目提要•鄂温克卷[M]. 北京：中国百科全书出版社，2010.

45. 王仕媛，马名超，白彬. 鄂温克民间故事选[M]. 上海：上海文艺出版社，1982.

46. 卜伶俐. 鄂温克族服饰[J]. 鄂温克研究，1996(1)：28.

47. 乌日尔图. 鄂温克风情（宗教篇）[M]. 海拉尔：内蒙古文化出版社，1993.

48. 柳华. 新疆鄂温克人[J]. 鄂温克研究，2000(1)：16-17.

49. 杜拉尔•敖登托亚、索罕•格日勒图. 鄂温克民间故事（蒙古文版）[M]. 海拉尔：内蒙古文化出版社，2009.

50. 吕光天. 鄂温克民间故事[M]. 呼和浩特：内蒙古人民出版社，1984.

51. 陶克坦其其格，吉特古勒图. 鄂温克民间故事（蒙古文版）

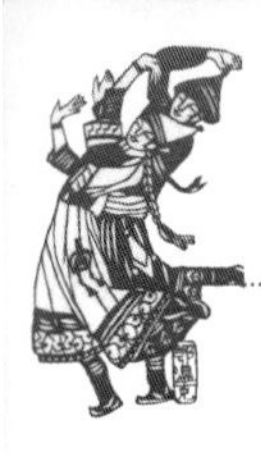

[M].海拉尔：内蒙古文化出版社，2006.

52.奥登托亚，等.鄂温克禁忌[M].待刊稿.

53.乌云达赉.鄂温克族的起源[M].呼和浩特：内蒙古大学出版社，1998.

54.乌热尔图.鄂温克族史稿[M].海拉尔：内蒙古文化出版社，2007.

55.吴守贵.鄂温克人[M].海拉尔：内蒙古文化出版社，2000.